读经典 学养生

千金翼方

QIAN
JIN
YI
FANG

唐——
孙思邈 著

中国健康传媒集团
中国医药科技出版社

主编 林燕 李建

内容提要

本书节选了唐代医家孙思邈所著《千金翼方》中涉及养生的"养性""辟谷""退居"三卷内容，展现了古代延年益寿学说同防病、治病相结合的养生思路，同时介绍了实用的养生方法，文中配有注解，方便现代读者阅读中医养生经典，品悟与借鉴古代养生方法。

图书在版编目（CIP）数据

千金翼方 / （唐）孙思邈著；林燕，李建主编. —北京：中国医药科技出版社，2017.7

（读经典　学养生）

ISBN 978-7-5067-9186-1

Ⅰ. ①千… Ⅱ. ①林… ②李… Ⅲ. ①《千金方》 Ⅳ. ①R289.3

中国版本图书馆CIP数据核字(2017)第060405号

千金翼方

美术编辑	陈君杞
版式设计	大隐设计

出版　中国健康传媒集团 ｜ 中国医药科技出版社

地址　北京市海淀区文慧园北路甲 22 号

邮编　100082

电话　发行：010-62227427　邮购：010-62236938

网址　www.cmstp.com

规格　787×1092mm ¹/₃₂

印张　5 ¹/₄

字数　62 千字

版次　2017 年 7 月第 1 版

印次　2023 年 6 月第 3 次印刷

印刷　三河市百盛印装有限公司

经销　全国各地新华书店

书号　ISBN 978-7-5067-9186-1

定价　16.00 元

获取新书信息、投稿、为图书纠错，请扫码联系我们。

丛书编委会

本书编委会

主 编

林 燕 李 建

副主编

陈子杰 常孟然

编 委

王红彬 马淑芳 赵程博文

出版者的话

　　中医养生学有着悠久的历史和丰富的内涵，是中华优秀文化的重要组成部分。随着人们物质文化生活水平的不断提高，广大民众越来越重视健康，越来越希望从中医养生文化中汲取对现实有帮助的营养。但中医学知识浩如烟海、博大精深，普通民众不知从何入手。为推广普及中医养生文化，系统挖掘整理中医养生典籍，我社精心策划了这套"读经典 学养生"丛书，从浩瀚的中医古籍中撷取20种有代表性、有影响、有价值的精品，希望能满足广大读者对养生、保健、益寿方面知识的需求和渴望。

　　为保证丛书质量，本次整理突出了以下特点：①力求原文准确，每种古籍均遴选精善底本，加以严谨校勘，为读者提供准确的原文；②每本书都撰写编写说明,介绍原著作者情况,该书主要内容、阅读价值及其版本情况；③正文按段落注释疑难字词、中医术语和各种文化常识，便于现代读者阅读理解；④每本书都配有精美插图，让读者在愉悦的审美体验中品读中医养生文化。

需要提醒广大读者的是，对古代养生著作中的内容我们也要有去粗取精、去伪存真的辩证认识。"读经典 学养生"丛书涉及大量的调养方剂和食疗方，其主要体现的是作者在当时历史条件下的养生方法，而中医讲究辨证论治、因人而异，因此，读者切不可盲目照搬，一定要咨询医生针对个体情况进行调养。

中医养生文化博大精深，中国医药科技出版社作为中央级专业出版社，愿以丰富的出版资源为普及中医药文化、提高民众健康素养尽一份社会责任，在此过程中，我们也期待读者诸君的帮助和指点。

中国医药科技出版社

2017 年 3 月

总序

养生（又称摄生、道生）一词最早见于《庄子》内篇。所谓生，就是生命、生存、生长之意；所谓养，即保养、调养、培养、补养、护养之意。养生就是根据生命发展的规律，通过养精神、调饮食、练形体、慎房事、适寒温等方法颐养身心、增强体质、预防疾病、保养身体，以达到延年益寿的目的。纵观历史，有很多养生经典著作及专论对于今天学习并普及中医养生知识，提升人民生活质量有着重要作用，值得进一步推广。

中医养生，源远流长，如成书于西汉中后期我国现存最早的医学典籍《黄帝内经》，把养生的理论和方法叫作"养生之道"。又如《素问·上古天真论》云："上古之人，其知道者，法于阴阳，和于术数，食饮有节，起居有常，不妄作劳，故能形与神俱，而尽终其天年，度百岁乃去。"此处的"道"，就是养生之道。

1

需要强调的是，能否健康长寿，不仅在于能否懂得养生之道，更为重要的是能否把养生之道贯彻应用到日常生活中去。

此后，历代养生家根据各自的实践，对于"养生之道"都有着深刻的体会，如唐代孙思邈精通道、佛之学，广集医、道、儒、佛诸家养生之说，并结合自己多年丰富的实践经验，在《千金要方》《千金翼方》两书中记载了大量的养生内容，其中既有"道林养性""房中补益""食养"等道家养生之说，也有"天竺国按摩法"等佛家养生功法。这些不仅丰富了养生内容，也使得诸家传统养生法得以流传于世，在我国养生发展史上，具有承前启后的作用。

宋金元时期，中医养生理论和养生方法日益丰富发展，出现了众多的养生专著，如宋代陈直撰《养老奉亲书》，元代邹铉在此书的基础上继增三卷，更名为《寿亲养老新书》，其特别强调了老年人的起居护理，指出老年之人，体力衰弱，动作多有不便，故对其起居作息、行动坐卧，都须合理安排，应当处处为老人提供便利条件，细心护养。在药物调治方面，老年人气色已衰，精神减耗，所以不能像对待年轻人那样施用峻猛方药。其他诸如周守忠的《养生类纂》、李鹏飞的《三元参赞延寿书》、王珪的《泰定养生主论》等，也均为养生学的发展做出了不同程度的贡献。

明清之际，先后出现了很多著名养生学家和专著，进一步丰富和完善了中医养生学的内容，如明代高濂的《遵生八笺》从气功角度提出了养心坐功法、养肝坐功法、养脾坐功法、养肺坐功法、养肾坐功法，又对心神调养、四时调摄、起居安乐、饮馔服食及药物保健等方面做了详细论述，极大丰富了调养五脏学说。清代尤乘在总结前人经验的基础上编著《寿世青编》一书，在调神、饮食、保精等方面提出了养心说、养肝说、养脾说、养肺说、养肾说，为五脏调养的完善做出了一定贡献。在这一时期，中医养生保健专著的撰辑和出版是养生学史的鼎盛时期，全面地发展了养生方法，使其更加具体实用。

综上所述，在中医理论指导下，先哲们的养生之道在静神、动形、固精、调气、食养及药饵等方面各有侧重，各有所长，从不同角度阐述了养生理论和方法，丰富了养生学的内容，强调形神共养、协调阴阳、顺应自然、饮食调养、谨慎起居、和调脏腑、通畅经络、节欲保精、益气调息、动静适宜等，使养生活动有章可循、有法可依。例如，饮食养生强调食养、食节、食忌、食禁等；药物保健则注意药养、药治、药忌、药禁等；传统的运动养生更是功种繁多，如动功有太极拳、八段锦、易筋经、五禽戏、保健功等，静功有放松功、内养功、强壮功、意气功、真气运行法等，动静结合功有空劲功、形神桩等。无论选学哪种功法，只要练功得法，持之以恒，都可收到健身防病、益寿延年之效。针灸、按摩、推拿、拔火罐等，也都方便易行，效果显著。诸如此类的方法不仅深受我国人民喜爱，而且远传世界各地，为全人类的保健事业做出了应有的贡献。

本套丛书选取了中医药学发展史上著名的养生专论或专著，加以句读和注解，其中节选的有《黄帝内经》《备急千金要方》《千金翼方》《闲情偶寄》《遵生八笺》《福寿丹书》，全选的有《摄生消息论》《修龄要指》《摄生三要》《老老恒言》《寿亲养老新书》《养生类要》《养生类纂》《养生秘旨》《养性延命录》《饮食须知》《寿世青编》《养生三要》《寿世传真》《食疗本草》。可以说，以上这些著作基本覆盖了中医养生学的内容，通过阅读，读者可以在品味古人养生精华的同时，培养适合自己的养生理念与方法。

当然，由于这些古代著作成书年代所限，其中难免有些糟粕或者不合时宜之处，还望读者甄别并正确对待。

翟双庆

2017 年 3 月

编写说明

　　《千金翼方》一书，系唐代医家孙思邈所著，是《备急千金要方》的续编，约成书于永淳二年（682年）。书中记载了孙思邈晚年近三十年所收集的药方，以补早期巨著《备急千金要方》之遗漏，故名"翼方"，即辅翼《备急千金要方》的意思。《千金要方》成书之后，广为传抄，被视为神方，但由于历史久远，唐代手抄本早已绝迹，后世万历年王肯堂纂刻的宋版《千金翼方》也经历数次战火，现已流落民间不知所踪。现今通行的《千金翼方》版本，是1955年人民卫生出版社据清翻刻日本影刻元大德梅溪书院本影印的，由于与原本差距较大，其中缺失了很多内容。

　　《千金翼方》全书30卷，计189门。合方、论、法共2900余首。卷1～4论药物，引录

《唐本草》的大部分内容；卷5～8论妇科疾病，概括论述妇科及专论产后疾病；卷9～10论述伤寒，主要选取六经经方汤证，进行论述发挥；卷11为小儿病，主要论述小儿五官科疾病；卷12～15阐述了养生长寿的方法，集中体现了古代延年益寿学说同防病、治病相结合的特色；卷16～25论述中风、杂十二症病证；卷26～28系针灸；卷29～30为禁经，其中虽有禁咒之术，但也包含心理疗法的内容。该书与《备急千金要方》被誉为我国临床医学百科全书，在中国医学史上有深远影响。

本书节选了《千金翼方》第12～14卷关于养生的内容，摘录了原著养性、辟谷、退居三个方面的论述，展示孙思邈的养生大法，以供现代人品悟与借鉴。

编者

2017年2月

序

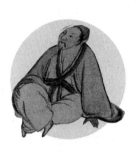

原①夫神医秘术，至赜②参于道枢③。宝饵凝灵④，宏功浃⑤于真畛⑥。知关籥⑦玄牝⑧，驻历⑨之效已深。

注

①原：推求本源。

②赜：音 zé，幽深之极。

③道枢：道家的学术思想。

④宝饵凝灵：比喻药物珍贵和灵验。

⑤浃：音 jiā，遍及。

⑥畛：音 zhěn，田间小路。

⑦关籥：横持门户之木。籥，音 yuè，古代通风鼓

火器上的管子。

⑧玄牝：道家指衍生孳育万物的本源。

⑨驻历：经过漫长的历史检验。

　　辔策天机①，全生②之德为大。稽③炎农④于纪箓⑤，资太一而返营魂⑥。

注

①辔策天机：驾驭自然界造化的奥秘。辔，音pèi，辔策，缰绳与马鞭。

②全生：保全生命，以终天年。

③稽：考证查核。

④炎农：指神农氏。

⑤纪箓：记录。

⑥资太一而返营魂：太一，元气。营魂，魂魄，心灵。此处指借用先天的元气而具有精神魂魄。

　　镜①轩后②于遗编③，事岐伯而宣药力，故能尝味之绩，郁腾天壤④，诊体之教⑤，播在神寰⑥。医道由是滥觞⑦，时义肇基⑧于此。

注

　①镜：借鉴。

序

XU

②轩后：指轩辕黄帝。

③遗编：指《黄帝内经》。

④郁腾天壤：天地之间繁荣昌盛。

⑤诊体之教：指医学理论与临床实践知识。

⑥神寰：宇宙之内，即天下。

⑦滥觞：比喻事物的起源、开端。

⑧时义肇基：开始建立基础。

亦有志其大者，高密问紫文之术①；先其远者，伯阳流玉册之经②；拟斯寿于乾坤，岂伊难老。俦厥龄于龟鹤，讵③可蠲疴④。兹乃大道之真以持身抑斯之谓也。

①高密问紫文之术：高密指郑玄（127～200年），东汉高密人，字康成，精《京氏易》。紫文，亦称紫书，为道家之经典。

②伯阳流玉册之经：老子，字伯阳，老子著有《道德经》传世。

③讵：怎么。

④蠲疴：祛除疾病。

若其业济含灵①，命悬兹乎，则有越人彻视于腑脏②，秦和洞达于膏肓③，仲景候色而验

3

眉④，元化刳肠而湔胃⑤。斯皆方轨叠迹⑥，思韫入神⑦之妙，极变探幽，精超绝代之巧。

注

①含灵：佛教名词，人类的意思。

②越人彻视于腑脏：扁鹊为人治病，能透见其脏腑癥结。

③秦和洞达于膏肓：秦和，为春秋战国时期秦国名医。此处意为秦和能透彻了解人体内部潜在的疾病。

④仲景候色而验眉：相传张仲景通过望诊而预见侍中王粲二十年后当眉毛脱落的事。

⑤元化刳肠而湔胃：元化，即华佗。刳，音 kū，剖开之意。湔，音 jiān，洗涤之意。

⑥方轨叠迹：连绵相续。

⑦思韫入神：韫，音 yùn。思维丰富而敏捷，达到了一种极其奥妙的境界。

晋宋①方技②既其无继，齐梁③医术曾何足云。若夫医道之为言，实惟意也。固以神存心手之际，意析毫芒之里。当其情之所得，口不能言；数之所在，言不能谕④。

①晋宋：指西东两晋及南北朝的刘宋王朝。

②方技：泛指古代有关医药和养生的技术知识。

③齐梁：指南北朝的萧齐与萧梁两朝。

④言不能谕：不能用言语表达。

　　然则三部九候①，乃经络之枢机②。气③少神余，亦针刺之钧轴④。况乎良医则贵察声色，神工⑤则深究萌芽。心考锱铢⑥，安假悬衡之验⑦。敏同机骇⑧，曾无挂发之淹⑨。

①三部九候：指中医脉诊的方法。

②枢机：指事物运行的关键。

③气：指构成人体和维持生命活动的基本物质及其生理功能。

④钧轴：比喻执掌国政。

⑤神工：指古代医术高超的医生。

⑥心考锱铢：比喻心思极其细致。

⑦安假悬衡之验：如同天平称量东西。

⑧敏同机骇：机智敏捷，如同制服惊马一般。

⑨挂发之淹：挂发，极言迅捷危急。此处形容没有丝毫的延误。

非天下之至精，其孰①能与于此②。是故先王镂③之于玉板④，往圣⑤藏之以金匮⑥，岂不以营叠至道⑦括囊真赜⑧者欤？

①孰：怎么能。

②与于此：达到这种地步。

③镂：音 lòu，雕刻。

④玉板：刊刻文字的白石板。

⑤往圣：以往的圣人。

⑥金匮：又作"金柜"，铜制的柜子，古时用以收藏文献或文物，这里比喻珍贵重要的书籍。

⑦营叠至道：固禁精深微妙的道理。

⑧括囊真赜：指封闭纯真原始的学说。

余幼智蔑闻①，老成无已。才非公干②，凤婴沉疾。德异士安③，早缠尪瘵④。所以志学之岁，驰百金而徇⑤经方；耄⑥及之年，竟三余⑦而勤药饵。

注

①蔑闻：没有见识。

②才非公干：办理公事。

③士安：即皇甫谧，三国西晋时期医学家、史学家。

④早缠尪瘵：早年为疾病缠身，身体瘦弱。尪瘵，音 wāng zhài。

⑤徇：谋求。

⑥耄：耄耋，泛指老年。

⑦三余：即"冬者岁之余，夜者日之余，阴雨者时之余"，这里泛指空间、时间。

　　酌华公之录帙①，异术同窥。采葛生之《玉函》②，奇方毕综。每以为生者两仪之大德③，人者五行之秀气。气化④则人育，伊人禀气而存。德合则生成，是生曰德而立。

注

①华公之录帙：指华佗的医著。

②葛生之《玉函》：指葛洪所撰《玉函方》。

③生者两仪之大德：世界上一切事物都在阴阳二气运动规律的推动下衍生与发展。

④气化：泛指阴阳之气化生万物。

　　既知生不再于我，人处物为灵，可幸蕴灵心阙颐①我性源者。由检押神秘②，幽求今古，撰方一部，号曰《千金》，可以济物摄生，可以穷微尽性。

注

①颐：保养。
②检押神秘：探索奥秘。

犹恐岱山①临目，必昧秋毫②之端；雷霆在耳，或遗玉石之响。所以更撰《方翼》三十卷，共成一家之学。譬辄軏③之相济，运转无涯；等④羽翼之交飞，抟摇不测⑤。

注

①岱山：泰山的别名。
②秋毫：鸟兽在秋天新长出来的细毛。
③辄軏：音 ní yuè，车杠与衡相固着的销子。
④等：类。《广韵·等韵》："等，类也。"
⑤抟摇不测：比喻鸟在天空盘旋、升腾，飞到很高很远的地方。

矧夫①易道深矣，孔宣系《十翼》②之辞；玄文奥矣，陆绩增玄翼之说③。或沿斯义，述此方名矣。贻④厥子孙，永为家训。

①矧夫：况且。
②《十翼》：即《易传》。
③陆绩增玄翼之说：陆绩，三国吴郡吴县人，官至
　郁林太守，通天文、历算，作《浑天图》，注《周
　易》，撰《太玄经注》，对《十翼》有所阐发。
④贻：遗留。

　　虽未能譬言中庶①，比润上池②，亦足以
慕远测深，稽门叩键者哉③。倘经目④于君子，
庶⑤知余之所志焉。

①中庶：官名。
②比润上池：未沾及地面的水，比喻高明的医术。
③亦足以慕远测深，稽门叩键者哉：也可以满足那
　些爱慕高深学问、上门求学的人。
④经目：过目阅读。
⑤庶：希望。

目录

退居

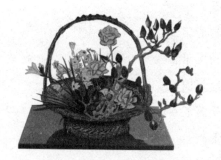

养性
养性禁忌第一

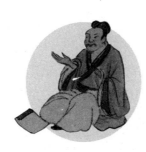

论曰：张湛①称：养性缮②写经方，在于代者甚众，嵇叔夜③论之最精，然辞旨④远不会近。余之所言，在其义与事归，实录以贻后代。不违情性之欢，而俯仰⑤可从，不弃耳目之好，而顾眄⑥可行。

①张湛：东晋学者，著有《养生要集》和《列子注》。
②缮：抄写。
③嵇叔夜：即嵇康，"竹林七贤"之一，字叔夜，三国魏文学家、思想家、养生学家，崇尚老庄，

讲求养生服食之道。所著《养生论》是我国古代现存最早的养生学专著。

④辞旨：言辞。

⑤俯仰：抬头与低头，此处比喻上下。

⑥顾眄：眄，音 miǎn，转眼，还视曰顾，斜视曰眄。

使旨约而赡广①，业少而功多，所谓易则易知，简则易从②故其大要，一曰啬神③，二曰爱气④，三曰养形，四曰导引⑤，五曰言论，六曰饮食，七曰房室，八曰反俗，九曰医药，十曰禁忌。过此已往，未之或知也。

①旨约而赡广：意思简约而应用广泛。

②易则易知，简则易从：语出《周易·系辞传》"乾以易知，坤以简能；易则易知，简则易从"，"易则易知"中的第一个"易"指乾道、天道，"简则易从"的中"简"为坤道、地道。

③啬神：啬，节省，收敛。啬神，收敛神气。

④爱气：珍惜精气。

⑤导引：我国古代的呼吸运动（导）与肢体运动（引）相结合的一种养生术，也是气功中的动功之一。

2

列子①曰：一体之盈虚消息②，皆通于天地，应于物类。故阴气壮③则梦涉大水而恐惧，阳气壮则梦涉大火而燔焫④，阴阳俱壮，则梦生杀。甚饱则梦与⑤，甚饥则梦取。

①列子：书名，相传为战国时期列御寇所撰。

②消息：源于《周易》，阳爻去而阴爻来称为"消"；阴爻去而阳爻来称"息"，意为阴阳消长变化。

③阴气壮：即阴气盛。

④燔焫：炙烤焚烧。燔，炙烤；焫，音ruò，焚烧。

⑤与：给予。

是以浮虚为疾者则梦扬①，沉实为疾者则梦溺，藉带②而寝者则梦蛇，飞鸟衔发者则梦飞，心躁者梦火，将病者梦饮酒歌舞，将衰者梦哭。是以和之于始，治之于终，静神灭想③，此养生之道备也。

①扬：飞扬。

②藉带：卧在带子上。藉，坐卧在某物上。

③静神灭想：安静神志，消除杂念。

彭祖[1]曰：每施泻讫[2]，辄导引以补其虚，不尔，血脉髓脑日损。犯之者生疾病，俗人不知补泻之义故也。饮酒吐逆，劳作汗出，以当风卧湿[3]，饱食大呼，疾走举重，走马引强[4]，语笑无度，思虑太深，皆损年寿。是以为道者务思和理焉。

①彭祖：传说故事中的人物，为长寿的象征。
②每施泻讫：运用泻法结束。
③卧湿：躺在潮湿的地方。
④走马引强：跑马拉弓。

口目乱心，圣人所以闭之。名利败身，圣人所以去之；故天老[1]曰：丈夫处其厚不处其薄，当去礼去圣，守愚以自养。斯乃德之源也。

①天老：相传黄帝的臣子。

彭祖曰：上士^①别床^②，中士^③异被^④。服药百裹^⑤，不如独卧。色使目盲，声使耳聋，味使口爽。苟能节宣^⑥其宜适，抑扬^⑦其通塞^⑧者，可以增寿。

注

①上士：高明之士。

②别床：分床而卧。

③中士：中等人。

④异被：分被而卧。

⑤服药百裹：此处形容服药多。

⑥节宣：养生之道。

⑦抑扬：此处引申为世事的沉浮进退。

⑧通塞：境遇的顺逆。

一日之忌者，暮无饱食；一月之忌者，暮无大醉；一岁之忌者，暮须远内^①；终身之忌者，暮常护气。夜饱损一日之寿，夜醉损一月之寿，一接^②损一岁之寿，慎之。

①远内：远离房事。

②一接：性交。

千金翼方

读经典 学养生

QIAN
JIN
YI
FANG

养性

养性禁忌第一

清旦初，以左右手摩交耳，从头上挽两耳，又引发，则面气通流。如此者，令人头不白、耳不聋。又摩掌令热以摩面，从上向下二七过[1]，去皯气[2]，令人面有光。又令人胜风寒时气，寒热头痛，百疾皆除。

①二七过：十四次。过：遍，次。
②皯气：皯，音 gǎn，面部皮肤黧黑枯槁之气。

真人曰：欲求长生寿考，服诸神药者，当须先断房室[1]，肃斋沐浴熏香，不得至[2]丧孝家[3]及产乳处[4]，慎之慎之。古之学道者，所以山居者，良以此也。

①房室：性生活。
②至：前往。
③丧孝家：丧人守孝的家里。
④产乳处：新生小孩的家里。

老子[1]曰：人欲求道，勿起五逆六不祥，凶。大小便向西，一逆；向北，二逆；向日，三逆；向月，四逆；仰视日月星辰，五逆。夜半裸形，一不祥；旦起瞋心[2]，二不祥；向灶骂詈[3]，三不祥；以足内火[4]，四不祥；夫妻昼合[5]，五不祥；盗师父物，六不祥。

注

①老子：即李聃，春秋战国时期思想家。
②瞋：音 chēn，同"嗔"，睁大眼睛瞪人。
③以足内火：用脚近火。
④骂詈：詈，音 lì，责骂。
⑤昼合：白天性交。

旦起常言善事，天与之福，勿言奈何及祸事，名请祸。慎勿床上仰卧，大凶。卧伏地，大凶。饱食伏地，大凶。以匙箸[1]击盘，大凶。

注

①匙箸：勺子和筷子。

7

读经典　学养生

千金翼方

QIAN
JIN
YI
FANG

养性

养性禁忌第一

大劳行房室、露卧，发癫病。醉勿食热，食毕摩腹①能除百病。热食伤骨，冷食伤肺。热无灼唇，冷无冰齿。食毕行步路踟蹰②则长生，食勿大言大饱，血脉闭③。卧欲得数转侧。冬温夏凉，慎勿冒之，大醉神散越④，大乐气飞扬，大愁气不通。

注

①摩腹：按摩腹部。

②踟蹰：徘徊，散步慢走。

③闭：闭塞。

④神散越：神气发散。

久坐伤筋，久立伤骨。凡欲坐，先解脱右靴履，大吉。用精令人气乏，多睡令人目盲，多唾令人心烦，贪美食令人泄痢。沐浴无常，不吉。沐与浴同日，凶。夫妻同日沐浴，凶。说梦者，凶。

凡日月蚀①，救之吉，活千人。除殃，活

万人，与天地同功。日月薄蚀^②、大风大雨、虹霓^③地动、雷电霹雳、大寒大雾、四时节变，不可交合阴阳，慎之。

 注

①日月蚀：日食与月食，为天文现象。

②薄蚀：又称薄食，日月相掩食。

③霓：虹的一种，也叫副虹，大气中有时与虹同时出现的一种光现象。

凡夏至后丙丁日^①、冬至后庚辛日^②，皆不可合阴阳，大凶。凡大月十七日、小月十六日，此各毁败日，不可交会，犯之伤血脉。凡月二日、三日、五日、九日、二十日，此生日^③也，交会令人无疾。凡新沐、远行及疲、饱食醉酒、大喜大悲、男女热病未瘥^④，女子月血新产者，皆不可合阴阳。热疾新瘥，交者死。

 注

①夏至后丙丁日：夏至后三四天。

②冬至后庚辛日：冬至后七八天。

③生日：事物生长之日。

④瘥：病愈。

老子曰：凡人生多疾病者，是风日之子。生而早死者，是晦日①之子。在胎而伤者，是朔日②之子。生而母子俱死者，是雷霆霹雳日之子。能行步有知而死者，是下旬之子。兵血死者③，是月水尽之子，又是月蚀之子。虽胎不成者，是弦望④之子。命不长者，是大醉之子。不痴必狂者，是大劳之子。生而不成者，是平晓⑤之子。意多恐悸者，是日出之子。好为盗贼贪欲者，是禺中⑥之子。

①晦日：农历每月最后一天。
②朔日：农历每月第一天。
③兵血死者：战死沙场的人。
④弦望：弦，半月，农历初七八日为上弦，二十二、三日为下弦。望，满月，农历十五日。
⑤平晓：天初亮。
⑥禺中：即"隅中"，将近午时。

性行不良者，是日中之子。命能不全者，是日昳①之子。好诈反妄者，是晡时②之子。不盲必聋者，是人定③之子。天地闭气不通，其子死。夜半合阴阳，生子上寿④贤明。夜半后合会，生子中寿⑤，聪明智惠。鸡鸣合会，生子下寿，克父母。此乃天地之常理也。

注

①日昳：太阳开始偏西的时候，约午时，下午二时前后。
②晡时：下午三点至五点。
③人定：夜深人静的时候。
④上寿：寿命长。
⑤中寿：寿命一般。

天老曰：人禀五常①形貌，而尊卑贵贱不等，皆由父母合会禀气寿也。得合八星阴阳，各得其时者，上也，即富贵之极；得合八星阴阳，不得其时者，中也，得中宫；不合八星阴阳，得其时者，下也，得下宫；不合此宿，不得其时者，则为凡人矣。

①五常：即儒家倡导的仁、义、礼、智、信。

　　合宿交会①者，非惟生子富贵，亦利身，大吉。八星者，室、参、井、鬼、柳、张、房、心。一云凡宿也，是月宿所在，此星可以合阴阳。

注

①合宿交会：按照星宿主时的时间性交。

　　老子曰：人生大限①百年，节护者可至千岁。如膏用小炷之与大炷。众人大言而我小语，众人多繁而我小记，众人悖暴②而我不怒。不以不事累意，不临时俗之仪③，淡然无为，神气自满。以此为不死之药，天下莫我知也④。

注

①大限：寿数。
②悖暴：勃然大怒。
③时俗之仪：时俗的礼节。

④莫我知也：人世间没有比我更清楚的了。

　　勿谓暗昧①，神见我形。勿谓小语，鬼闻我声。犯禁满千，地收人形。人为阳善，人自报之；人为阴善，鬼神报之。人为阳恶，人身治之，人为阴恶，鬼神治之。故天不欺人，示之以影；地不欺人，示之以响。

注

①暗昧：天色昏暗。

　　人生天地气中，动作喘息，皆应于天，为善为恶，天皆鉴之。人有修善积德而遭凶祸者，先世之余殃也；为恶犯禁而遇吉祥者，先世之余福也。故善人行不择日，至凶中得凶中之吉，入恶中得恶中之善。恶人行动择时日，至吉中反得吉中之凶，入善中反得善中之恶。此皆自然之符①也。

①目然之符："目"应作"自"，即自然之道，事
物的必然规律。

老子曰：谢天地父母法，常以辰巳日黄
昏时天晴日净，扫宅中甲壬丙庚之地①，烧香，
北向稽首②三过，口勿语，但心中言耳，举家
皆利。

①甲壬丙庚之地：即东北南西四方之地。
②稽首：古时的跪拜礼。

谢嘿①云：曾孙某乙，数负黄天②之气象、
上帝之始愿，合家男女大小前后所犯罪过，请
为削除凶恶。在后进善人某家，大小身神安，
生气还。常以此道大吉利，除祸殃。

①谢嘿：即默，闭口不说话。
②黄天：即皇天。

老子曰：正月朔晓^①，亦可于庭中向寅地^②再拜，咒曰：洪华，洪华，受大道之恩，太清玄门，愿还某去岁之年。男女皆三过自咒。常行此道，可以延年。

①朔晓：初一这一天的拂晓。

②寅地：东北方向的地方。

论曰：神仙之道难致^①，养性之术易崇^②。故善摄生者常须慎于忌讳，勤于服食^③，则百年之内不惧于夭伤^④也。所以具录服饵方法，以遗后嗣^⑤云。

①致：达到。

②崇：尊崇。

③服食：服用丹药。

④夭伤：夭折损伤。

⑤遗后嗣：遗留给后代子孙。

养性

养性服饵第一二（方三十七首）

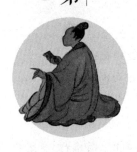

茯苓酥

主除万病，久服延年方。取山之阳①茯苓，其味甘美；山之阴茯苓，其味苦恶。拣得之，勿去皮。去皮刀薄切，曝干，蒸令气溜②，以汤③淋之，其色赤味苦。淋之不已，候汁味甜便止。曝干捣筛，得茯苓三斗。取好酒大斗一石④、蜜一斗，和茯苓末令相得，纳一石五斗瓮⑤中，熟搅之百遍，密封之，勿令泄气，冬月五十日、夏月二十一日，酥浮于酒上，接取酥，其味甘美如天甘露，可作饼大如手掌，空屋中阴干，其色赤如枣。饥食一饼，终日不饥。此仙人度人荒世药。取酒封闭以下药，名茯苓酥。

① 山之阳：山的阳面，即太阳照射的那一面。
② 蒸令气溜：上锅熏蒸至水汽弥漫。
③ 汤：开水。
④ 一石：石，音 dàn，古代计量单位，唐代一石约合现代53公斤。
⑤ 瓮：一种盛水或酒等的陶器。

杏仁酥

主万病，除诸风虚劳冷方。取家杏仁，其味甜香。特忌用山杏仁。山杏仁慎勿用，大毒害人也。

家杏仁（一石，去尖、皮、两仁者，拣完全者，若微有缺坏，一颗不得用。微火炒，捣作细末，取美酒两石研杏仁，取汁一石五斗）

上一味，以蜜一斗拌杏仁汁，煎极令浓，

读经典 学养生

千金翼方

QIAN
JIN
YI
FANG

养性

养性服饵第二

与乳相似，纳两硕瓮^①中搅之，密封泥，勿令泄气，与上茯苓酥同法。三十日看之，酒上出酥也。接取酥纳瓷器中封之，取酥下酒，别封之。团其药如梨大，置空屋中，作阁安之，皆如饴铺^②状，甚美。服之令人断谷^③。

注

①硕瓮：大瓮。
②饴铺：风干的甜果，果脯。
③断谷：断绝粮食谷物。

地黄酒酥

令人发白更黑，齿落更生，髓脑满实，还年却老，走及奔马，久服有子方。

粗肥地黄(十石切，捣取汁三石)　麻子(一石，捣作末，以地黄汁研取汁二石七斗)　杏仁(一石，去皮尖两仁者，捣作末，以麻子汁研取汁二石五斗)曲末(三斗)

上四味，以地黄等汁浸七日，候沸，以米三石分作三分，投下馈一度，以药汁五斗和馈酿酒，如家酝酒①法。三日一投，九日三投，熟讫，蜜封三七日。酥在酒上，其酥色如金，以物接取，可得大升九升酥。然后下笟②取酒封之。其糟③令服药人食之，令人肥悦，百病除愈。食糟尽，乃服药酒及酥。一服酒一升、一匙酥，温酒和服之。惟得吃白饭，芜菁④。忌生冷醋滑猪鸡鱼蒜。其地黄淳曝使干，更以酒三升和地黄淳捣之，曝干，作饼服之。

注

①酝酒：酿酒。
②笟：音 zhōu，用竹编的滤酒器具。
③糟：酒糟。
④芜菁：十字花科植物芜菁的块根及叶。

造草酥方

杏仁（一斗，去皮尖两仁者，以水一斗研绞取汁）
粗肥地黄（十斤，熟捣，绞取汁一斗）　麻子一斗（末之，以水一斗研绞取汁）

上三味，汁凡三斗，着曲一斤、米三斗，

酿如常酒味是正熟，出以瓮盛之，即酥凝在上。每服取热酒和之，令酥消尽服之，弥佳。

真人服杏子，丹玄隐士学道断谷，以当米粮方

上粳米三斗（净淘沙，炊作饭，干曝，砃纱筛下之），杏仁三斗（去尖、皮、两仁者，曝干捣，以水五升研之，绞取汁，味尽止）。

上二味，先煎杏仁汁令如稀面糊，置铜器中，纳粳米粉如稀粥，以煻火①煎，自旦至久，搅勿停手，候其中水气尽则出之，阴干纸贮。欲用，以暖汤二升纳药如鸡子大，置于汤中，停一炊②久。啖食③任意取足服之。

注

①煻火：灰火。

②一炊：一顿饭的时间。

③啖食：吞食。啖，音 dàn，吃。

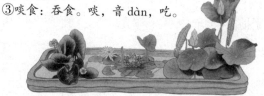

服天门冬丸方

凡天门冬，苗作蔓^①有钩刺者是，采得当以酢浆水煮之湿，去心皮，曝干捣筛，以水蜜中半和之，仍更曝干。又捣末，水蜜中半和之。更曝干，每取一丸含之。有津液^②辄咽之。常含勿绝，行亦含之，久久自可绝谷^③。禁一切食，惟得吃大麦。

注

①蔓：藤蔓。
②津液：口中唾液。
③绝谷：断绝粮食谷物。

服黄精方

凡采黄精^①，须去苗下节，去皮，取一节，隔二日增一节，十日服四节，二十日服八节，空腹服之。服讫不得漱口，百日以上节食，二百日病除，二年四体调和。忌食酒、肉、五辛、酥油，得食粳米、糜粥^②、淡食，除此之外，一物不得入口。山居无人之地法，服时卧食勿坐食，坐服即入头，令人头痛。服讫，经一食顷乃起，即无所畏。

①黄精：为百合植物黄精的根茎。
②糜粥：熬煮时间较长、入口易化的粥。

凡服乌麻，忌枣、栗、胡桃，得食淡面，余悉忌。行道持诵作劳远行，端坐三百日，一切病除。七日内宜数见秽恶①，于后即不畏损人矣。

注

①秽恶：邪恶污浊的东西。

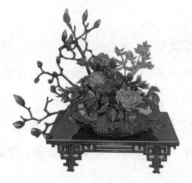

服芜菁子主百疾方

芜菁子一斗四升　薤白十两

上二味，煮芜菁子，曝干，捣筛，切薤白和蒸半日，下，捣一千一百三十杵，捻作饼，重八两。欲绝谷，先食乃服，三日后食三饼，以为常式①。尽更合食，勿使绝②也。

注

①常式：日常生活方式。
②绝：断绝。

华佗云母丸

三人丸方：

云母粉　石钟乳（炼）　白石英　肉苁蓉石膏　天门冬（去心）　人参　续断　菖蒲　菌桂　泽泻　秦艽　紫芝　五加皮　鹿茸　地肤子　薯蓣　石斛　杜仲（炙）　桑上寄生　细辛　干地黄　荆花　柏叶　赤箭　酸枣仁　五味子　牛膝　菊花　远志（去心）　萆薢　茜

根　巴戟天　赤石脂　地黄花　枸杞　桑螵蛸　菴䕡子①　茯苓　天雄（炮，去皮）　山茱萸　白术　菟丝子　松实　黄芪　麦门冬（去心）　柏子仁　荠子　冬瓜子　蛇床子　决明子　薪蓂子②　车前子

　　上五十三味，皆用真新好者，并等份，随人多少，捣下细筛，炼白蜜和为丸如梧子。先食服十丸，可至二十丸，日三。药无所忌，当勤相续，不得废缺，百日满愈疾，久服延年益寿，身体轻强，耳目聪明，流通荣卫③，补养五脏，调和六腑，颜色充壮，不知衰老。茜根当洗去土，阴干；地黄、荆花至时多采曝干，欲用时相接，取二石许乃佳也。吾尝服一两剂，大得力，皆家贫不济乃止。又时无药足，缺十五味，仍得服之。此药大有气力，常须预求，使足服而勿缺。又香美易服，不比诸药。

注

①菴䕡子：为菊科植物菴䕡的果实。

②薪蓂子：为十字花科植物薪蓂的种子。

③荣卫：即营卫，中医学中的营气与卫气。营气分布于血脉之中，随血液循环营运于全身；卫气则

护卫人体之气，此处指气血。

周白水侯散

主心虚劳损，令人身轻目明。服之八十日，百骨间寒热除，百日外无所苦，气力日益，老人宜常服之，大验方。

远志（去心）五分　白术七分　桂心一两　人参三分　干姜一两　续断五分　杜仲（炙）五分　椒（汗）半两　天雄（炮）三分　茯苓一两　蛇床子三分　附子（炮，去皮）三分　防风五分　干地黄五分　石斛三分　肉苁蓉三分　栝楼根三分　牡蛎（熬）三分　石韦（去皮）三分　钟乳（炼）一两　赤石脂一两　桔梗一两　细辛一两　牛膝三分

上二十四味，捣筛为散。酒服钱五匕[1]，服后饮酒一升，日二。不知，更增一钱匕，三十日身轻目明。

①匕：勺，匙之类取食的用具。

济神丸方

茯神　茯苓　桂心　干姜各四两　菖蒲
远志（去心）　细辛　白术　人参各三两　甘
草（炙）二两　枣膏八两

上一十一味皆捣筛，炼蜜和，更捣万杵。
每含一丸如弹丸，有津咽之尽，更含之。若食
生冷宿食不消，增一丸。积聚结气①，呕逆，
心腹绞痛，口干胀，醋咽②吐呕，皆含之。绝
谷者服之学仙，道士含之益心力，神验③。

①结气：中医指气机郁结。
②醋咽：吞酸，酸水自胃中上涌至咽喉，不及吐出，
随即吞咽而下。
③神验：灵验。

彭祖松脂方

松脂（灰汁煮三十遍，浆水煮三十遍，清水煮三十遍）五斤　茯苓（灰汁煮十遍，浆水煮十遍，清水煮十遍）五斤　生天门冬（去心皮，曝干，捣作末）五斤　真牛酥（炼三十遍）三斤　白蜜（煎令沫尽）三斤　蜡（炼三十遍）三斤

上六味，捣筛，以铜器重汤上，先纳酥，次下蜡，次下蜜，候消讫[①]，次下诸药，急搅之勿住手，务令大匀，讫，纳瓷器中密封，勿令泄气。先一日不食，欲服须吃好美食，令大饱，然后绝食，即服二两，二十日后服四两，又二十日服八两。细丸之，以得咽中下为度。第二度[②]服四两为初，二十日又服八两，又二十日服二两。第三度服八两为初，以后二十日服二两，又二十日服四两，合二百八十日药成，自余服三丸将补，不服亦得，常以酥蜜消息美酒一升为佳。又合药须取四时王相，特忌刑杀厌及四激休废等日，大凶。

注

①候消讫：等候完全消融。

②第二度：第二年。

守中方

白蜡（炼之，凡二升酒为一度，煎却恶物，凡煎五遍）一斤　丹砂（细研）四两　蜜（炼之极净）一斤

上三味，合丸之如小枣大，初一日服三丸，三日服九丸，如此至九日止。

茅山①仙人服质多罗②方。（出益州导江县并茂州山中）

此有三种：一者紫花根（八月采），二者黄花根亦黄（四月采），三者白花（九月采）。上三种功能一种不别，依法采根，干已捣筛，旦暖一合酒和方寸匕③，空腹服之，待药消方食，日一服，不可过之。忌昼日眠睡。三十匕为一剂，一月服。

28

注

①茅山：地名，现在江苏句容县东南。

②质多罗：树名，印度菩提树。

③方寸匕：古代量取药末的器具。其状如刀匕，其
　容量相当于十粒梧桐子大。

第二方

蜜半合　　酥半合

上二味暖之，和方寸匕服之。一法蜜多酥
少。一方以三指撮为定。主疗诸风病，禁猪肉、
豉等，食之即失药力。

第三方

取散五两，生胡麻脂三升投之，微火暖之，
勿令热，旦接取上油一合，暖，空肚服之，日一服，
油尽取滓服之。主偏风、半身不遂①并诸百病，
延年不老。

①偏风、半身不遂：病证名，类似于现代中风病证。

第四方

暖水一合，和三指撮，空腹日一服。主身羸瘦①及恶疮癣疥，并诸风。

注

①羸瘦：身体瘦弱。

第五方

暖牛乳一升，和方寸匕服之，日一服。主女人绝产无子，发白更黑。

第六方

暖浓酪浆①一合，和方寸匕服之，日一服。

主膈上痰饮②，水气诸风。

①酪浆：用牛羊马等乳炼成的食品，即乳浆。
②痰饮：中医学病名。指体内过量水液不得输化，
　停留或渗注于某一部位而发生的疾病。

第七方

以牛尿一合，暖，和方寸匕服之，遣四人
搦①脚手，令气息通流。主五种癫。若重②者，
从少服，渐加至一匕。若候身作金色，变为少年，
颜若桃李，延年益寿。

上件服药时，皆须平旦③空腹服之，以
静④密室中，不得伤风及多语戏笑作务⑤等事，
所食桃李粳米新春粟，禁一切鱼肉豉陈臭等
物，得食乳酪油。其药功说不能尽，久服神
仙⑥，八十老人状⑦如少年。若触药发时，身
体胀满，四肢强直，俱赤脱却衣裳，向火炙
身得汗出，瘥⑧。

①搦：握，按。

②重：病情较重。

③平旦：清晨。

④静：静坐。

⑤作务：劳务。

⑥神仙：如同神仙。

⑦状：面貌。

⑧瘥：病愈。

服地黄方

生地黄五十斤

上一味捣之，以水三升绞取汁，澄去滓，微火上煎减半。即纳好白蜜五升、枣脂一升，搅令相得乃止，每服鸡子大一枚，日三服，令人肥白美色。

又方

生地黄十斤

上一味，细切，以淳酒二斗浸，经三宿，出曝令干，又浸酒中，直令酒尽，又取甘草、巴戟天、厚朴、干漆、覆盆子各一斤，各捣下

筛和之，饭后酒服方寸匕，日三服，加至二匕，使人老者还少，强力无病延年。（《千金》无甘草）

作熟干地黄法

别采地黄，去须叶及细根，捣绞取汁，以渍肥者，著甑①中，土及米无在以盖其上，蒸之一时出，曝燥，更纳汁中，又蒸之一时，出曝，以汁尽止，便干之。亦可直切地黄，蒸之半日，数数以酒洒之使周匝，至夕出曝干，可捣蜜丸服之。

注

①甑：古代蒸饭的一种瓦器。

种地黄法（并造）

先择好肥地黄赤色虚软者，选取好地深耕之，可于腊月预耕，冻地弥佳，择肥大地黄根切断，长三四分至一二寸许，一斛①可种一亩，二月三月种之。作畦畤②相去一尺，生后随后锄壅及数芸之，至九月，十月视其叶小衰乃掘取，一亩得二十许斛①。择取大根，水净洗，其细根及剪头尾辈亦洗之，日曝令极燥小膈③，乃以刀切长寸余，白茅覆甑下蒸之，密盖上，亦可囊盛土填之。从旦至暮，当日不尽者，明日又择取蒸之。先时已捣其细碎者，取汁于铜器中煎之可如薄饧，将地黄纳汁中周匝，出，曝干。又纳之，汁尽止。率百斤生者合得三十斤。取初八月、九月中掘者，其根勿令太老，强蒸则不消尽，有筋脉。初以地黄纳甑中时，先用铜器承其下，以好酒淋洒地黄上令匝，汁后下器中，取以并和煎汁，最佳也。

① 斛：古代容器单位。
② 畦畤：田园中分成的小区。
② 膈：音 zhù，皱缩。

王乔①轻身方

茯苓一斤　桂心一斤

上二味捣筛，炼蜜和，酒服如鸡子黄许大，

34

一服三丸，日一服。

注

①王乔：即王子乔，传说中的古仙人。

不老延年方

雷丸　防风　柏子仁

上三味等份，捣筛为散，酒服方寸匕，日三。六十以上人亦可服二匕，久服延年益精补脑，年未六十太盛①勿服。

注

①太盛：气血尚旺盛。

饵黄精法

取黄精，以竹刀剔去皮，自仰卧生服之，尽饱为度，则不头痛，若坐服则必头痛难忍。

千金翼方

读经典 学养生

QIAN
JIN
YI
FANG

养性

养性服饵第二

少食盐及一切咸物，佳。

饵术方

取生术削去皮，炭火急炙令热，空肚饱食之。全无药气，可以当食，不假①山粮，得饮水，神仙秘之勿传。

①假：凭借。

服齐州长石法

主羸瘦不能食，疗百病方。

马牙石①（一名乳石，一名牛脑石，《本草》名长石）

上取黄白明净无瑕颣②者，捣，密绢下，勿令极筛，恐太粗。以一石米合纳一石水中，于铜器中极搅令浊，澄少时，接取上汁如清浆水色，置一大器中澄如水色，去水，纳滓于白练袋中，盛经一宿，沥却水如造烟脂法，出，日中曝之令干，仍白练袋盛之，其袋每一如掌许大，厚薄亦可，于三斗米下蒸之再遍，曝干，以手挼③之，令众手研之即成，擎出。每以酒服一大匙，日三服，即觉患癥。若觉触，以米汁煮滓石一鸡子大，煮三沸，去滓顿服之，夏月不能服散者，服汤亦佳。石出齐州历城县，药疗气，痰饮，不下食，百病赢瘦皆瘥。

① 马牙石：即马牙硝，因芒硝结晶后形如圭角状而明净者称为马牙硝，实与芒硝为一物。

② 颣：音 lèi，缺点，毛病。

③ 挼：音 ruó，揉搓。

服杏仁法

主损心吐血，因即虚热心风，健忘，无所记忆，不能食，食则呕吐，身心颤掉①，萎黄赢瘦，进服补药入腹呕吐并尽，不服余药，还吐至死，乃得此方，服一剂即瘥，第二剂色即如初也。

杏仁（去尖、皮及两仁者，熬令色黄，末之）一升　茯苓（末之）一斤　人参（末之）五两　酥二斤　蜜一升半

上五味，纳铜器中，微火煎，先下蜜，次下杏仁，次下酥，次下茯苓，次下人参，调令均和，则纳于瓷器中。空肚服之一合，稍稍加之，以利为度②，日再服。忌鱼肉。

有因读诵思义，坐禅③及为外物惊恐，狂走失心方。

酥二两　薤白（切）一握

上二味，捣薤千杵，温酥和搅，以酒一盏服之，至三七日服之佳。得食枸杞、菜羹、薤白，亦得作羹。服讫而仰卧，至食时乃可食也。忌面，得力者非一。

①颤掉：发抖、颤动。

②以利为度：以药见效为准。

③坐禅：僧尼修行的功课。

镇心丸

主损心，不能言语，心下悬急苦痛，举动不安，数数口中腥，客热心中，百病方。

防风五分　人参五分　龙齿五分　芎劳一两　铁精一两　当归一两　干地黄五分　黄一两　麦门冬（去心）五分　柏子仁一两　桂心一两　远志（去心）五分　白鲜皮三分　白术五分　雄黄（研）一两　菖蒲一两　茯苓一两　桔梗一两　干姜五分　光明砂（研）一两　钟乳（研）半两

上二十一味捣筛，炼蜜和，饮服梧子大五丸，渐加至十五丸，日二服，稍加至三十丸。慎腥臭等，常宜小进食为佳，宜吃酥乳，倍日将息。

先须服汤，汤方如下：玄参三两　干地黄三两　黄芪三两　地骨皮三两　苁蓉三两　丹参五两　牛膝三两　五味子三两　麦门冬（去心）三两　杏仁（去皮尖）二两　细辛三两　磁石五两　生姜（切）三两　茯苓三两　橘皮二两　韭子半升　柴胡（去苗）二两

千金翼方
读经典 学养生

QIAN
JIN
YI
FANG

养性

养性服饵第二

上一十七味㕮咀，以水三斗煮取三升，分为三服，后三日乃更进丸，时时食后服。服讫即仰卧少时，即左右卧及数转动，须腰底安物令高，亦不得过久，斟酌得所，不得劳役身心气力。服药时干食即且停一日，食讫用两三口浆水饮压之。服药时有异状貌起，勿怪之。服丸后二日风动，药气动头，两眼赤痛。久而不瘥者，依状疗之。法取枣根直入地二尺者白皮一握，水一升煮取半升，一服即愈。

五参丸

主治心虚热不能饮食，食即呕逆，不欲闻人语方

人参一两　苦参一两半　沙参一两　丹参三分　玄参半两

上五味捣筛，炼蜜和为丸。食讫饮服十丸如梧子大，日二，渐加至二十丸。

治损心吐血方

　　芎䓖二两　　葱白二两　　生姜（切）二两　油五合　　椒（汗）二合　　桂心一两　　豉三合　白粳米四合

　　上八味，㕮咀芎、桂二味，以水四升煮取二升，纳米油，又煎取一升，去滓，顿服。慎面。

正禅方

　　春桑耳①　　夏桑子　　秋桑叶

　　上三味等份，捣筛，以水一斗煮小豆一升，令大熟，以桑末一升和煮微沸，着盐豉服之，日三服，饱服无妨。三日外稍去小豆，身轻目明，无眠睡，十日觉远智通。初地禅②服二十日到二禅定，百日得三禅定，累一年得四禅定③。万相皆见，坏欲界，观境界如视掌中，得见佛性。

注

①春桑耳：即桑耳，为寄生于桑树上的木耳。

②初地禅：佛教术语，即初禅，指最初的禅定境界。

41

③四定禅：佛教术语，即四禅天，指修习四定禅而
　　得生色界天之处所。

千金翼方

读经典 学养生

QIAN
JIN
YI
FANG

养性

养性服饵第二

服菖蒲方

　　二月八日采取肥实白色节间可容指者，多
取阴干，去毛距，择吉日捣筛百日，一两为一剂，
以药四分、蜜一分半，酥和如稠糜柔弱，令极
匀，纳瓷器中，密封口，埋谷聚中一百日。欲
服此药，须先服泻药，吐利讫，取王相日旦空
肚服一两，含而咽之。有力能消，渐加至三二
两。服药至辰巳间药消讫，可食粳米乳糜①，更
不得吃饮食。若渴，惟得饮少许熟汤。每日止
一服药，一顿食，若直治病瘥止。若欲延年益
寿，求聪明益智者，宜须勤久服之。修合服食，
须在静室中。勿喜出入及昼睡，一生须忌羊肉、
熟葵。又主癥癖②，咳逆上气，痔漏病，最良。
又令人肤体肥充，老者光泽，发白更黑，面不皱，
身轻目明，行疾如风，填骨髓，益精气。服一
剂寿百岁。天竺摩揭陀国③王舍城邑陀寺三藏法
师跋摩米帝以大业④八年与突厥⑤使主，至武德

六年七月二十三日为洛州大德护法师净土寺主矩师笔译出。

①乳糜：即"乳酪"。
②癥癖：古代病名，癥癖和癥积，指腹腔内的痞块。
③天竺摩揭陀国：古印度国名，在今印度比哈尔邦南部。
④大业：隋炀帝杨广年号。大业八年即公元612年。
⑤突厥：古代阿尔泰山一带的游牧民族。

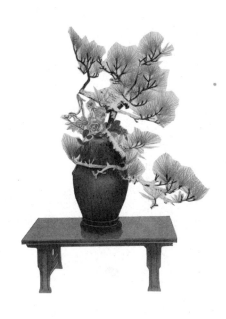

养性

养老大例第三

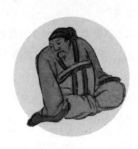

论三首

论曰：人之在生，多诸难遭①，兼少年之时，乐游驰骋，情敦放逸，不至于道，倏然②白首，方悟虚生，终无所益。年至耳顺③之秋，乃稀餐饵，然将欲颐性④，莫测据依，追思服食者于此二篇中求之，能庶几⑤于道，足以延龄矣。

注

①难遭：遭遇困难。

②倏然：音 shū，忽然。

44

③耳顺：六十岁的代称。

④颐性：保养精神元气。

⑤庶几：差不多，近似。

千金翼方

读经典　学养生

QIAN
JIN YI
FANG

养性

养老大例第三

语云：人年老有疾者不疗，斯言失矣。缅寻①圣人之意，本为老人设方，何则？年少则阳气猛盛，食者皆甘，不假医药，悉得肥壮。至于年迈，气力稍微，非药不救。譬之新宅之与故舍，断可知矣。

注

①缅寻：遥思，探求。

论曰：人年五十以上，阳气日衰，损与日至，心力渐退，忘前失后，兴居怠堕①，计授皆不称心，视听不稳，多退少进，日月不等，万事零落，心无聊赖②，健忘嗔怒③，情性变异，食饮无味，寝处不安。子孙不能识其情，惟云大人老来恶性④，不可咨谏⑤。

①怠堕：即怠惰，指懒散，不勤奋。

②聊赖：依赖。

③嗔怒：恼怒或愤怒的样子。

④恶性：性情变坏。

⑤咨谏：商量，规劝。

是以为孝之道，常须慎护其事，每起速称其所须，不得令其意负不快。故曰：为人子者，不植见落之木。《淮南子》曰：木叶落，长年悲。夫栽置卉木，尚有避忌。况俯仰之间，安得轻脱乎？

论曰：人年五十以去，皆大便不利，或常苦下痢。有斯二疾，常须预防。若秘涩①，则宜数食葵菜②等冷滑之物。如其下痢，宜与姜韭温热之菜。所以老人于四时之中，常宜温食，不得轻之。

①秘涩：大便干结。

②葵菜：即冬葵叶。

老人之性，必恃^①其老，无有藉在，率多骄恣^②，不循轨度，忽有所好，即须称情。既晓此术，当宜常预慎之。故养老之要，耳无妄听，口无妄言，身无妄动，心无妄念，此皆有益老人也。

注

①恃：依赖，仗着。
②恣：放纵，无拘束。

又当爱情，每有诵念，无令耳闻，此为要妙耳。又老人之道，常念善无念恶，常念生无念杀，常念信无念欺。养老之道，无^①作搏戏，强用气力，无举重，无疾行，无喜怒，无极视，无极听，无大用意，无大思虑，无吁嗟，无叫唤，无吟吃，无歌啸，无嗃啼^②，无悲愁，无哀恸^③，无庆吊^④，无接对宾客，无预局席^⑤，无饮兴。能如此者，可无病长寿，斯必不惑也。

注

①无：不要。
②嗃啼：音 héng，啼哭。

千金翼方

读经典 学养生

QIAN
JIN YI
FANG

养性

养老大例第二

③哀恸：极为悲痛。

④庆吊：庆贺与吊慰，指红白喜事。

⑤局席：棋盘，对弈。

　　又常避大风大雨，大寒大暑，大露霜霰雪，旋风恶气，能不触冒者，是大吉祥也。凡所居之室，必须大周密，无致风隙①也。夫善养老者，非其书勿读，非其声勿听，非其务勿行，非其食勿食。非其食者，所谓猪豚鸡鱼蒜鲙②生肉生菜白酒大醋大咸也。常学淡食。

①风隙：意为风气乘隙而入。

②鲙：音 kuài，切碎的肉。

　　至如黄米小豆，此等非老者所宜食，故必忌之。常宜轻清甜淡之物，大小麦面、粳米等为佳。又忌强用力咬啮坚硬脯肉，反致折齿破断之弊。人凡常不饥不饱，不寒不热，善行住坐卧言谈语笑寝食，造次之间能行不妄失者，则可延年益寿矣。

养老食疗第四（方一十七首，论五首）

养性

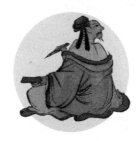

论曰：卫汜[1]称扁鹊云：安身之本，必须于食。救疾之道，惟在于药。不知食宜者，不足以全生；不明药性者，不能以除病。

注

[1]卫汜：疑为卫汛，人名，东汉名医张仲景的弟子。

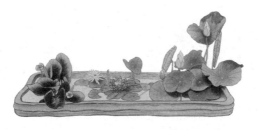

千金翼方

读经典 学养生

QIAN
JIN
YI
FANG

养性

养老食疗第四

故食能排邪①而安脏腑，药能恬神②养性以资四气③。故为人子者，不可不知此二事。是故君父有疾，期先命食以疗之，食疗不愈，然后命药。故孝子须深知食药二性，其方在《千金方》④第二十六卷中。

①排邪：抵抗、排除邪气。
②恬神：使神情安然。
③资四气：滋养四气，中医学谓寒、热、温、凉为四气。
④《千金方》：指《备急千金要方》。

论曰：人子养老之道，虽有水陆百品珍羞①，每食必忌于杂，杂则五味相挠②。食之不已，为人作患。是以食啖③鲜肴，务令简少。

注

①珍羞：即珍馐，珍奇名贵的东西，也指美色。
②挠：相互干扰、影响。
③啖：吃，嚼食。

饮食当令节俭，若贪味伤多，老人肠胃皮薄，多则不消，彭亨①短气，必致霍乱。夏至以后，秋分以前，勿进肥浓羹、臐②酥酒酪等，则无他矣。

注

①彭亨：鼓胀。
②臐：肉羹。

夫老人所以多疾者，皆由少时春夏取凉过多，饮食太冷，故其鱼脍生菜生肉腥冷物多损于人，宜常断之，惟乳酪酥蜜，常宜温而食之，此大利益老年。虽然，卒多食之，亦令人腹胀泄痢，渐渐食之。

论曰：非但老人须知服食将息①节度②，极须知调身按摩，摇动肢节，导引行气。行气之道，礼拜③一日勿住。不得安于其处，以致壅滞④。

千金翼方
读经典 学养生

QIAN
JIN
YI
FANG

养性

养老食疗第四

注

①将息：养息，休养。
②节度：节制，法度。
③礼拜：致礼于所信仰的神佛。
④壅滞：人体内的气运动阻隔、堵塞。

故流水不腐，户枢不蠹①，义在斯矣。能知此者，可得一二百年。故曰：安者非安，能安在于虑亡；乐者非乐，能乐在于虑殃。所以老人不得杀生取肉以自养也。

注

①蠹：蛀蚀。

耆①婆汤

主大虚冷风羸弱，无颜色方。（一云酥蜜汤）。

酥（炼）一斤　生姜（切）一合，　薤白（炙令黄）三握　酒二斤　白蜜（炼）一斤　油一升椒（汁）一合　胡麻仁一升　橙叶②（炙令黄）

一握　豉一升　糖一升

上一十一味，先以酒渍豉一宿，去滓，纳糖、蜜、油酥于铜器中，煮令匀沸，次纳薤、姜煮令熟，次下椒、橙叶、胡麻煮沸，下二升豉汁，又煮一沸，出纳瓷器中密封，空腹吞一合③，如人行十里，更一服，冷者加椒。

注

①耆：音 qí，古代称六十岁为耆。

②橙叶：芸香植物甜橙的叶。

③一合：合，古代计量单位，约为现在 0.18 公斤。

服乌麻方

纯黑乌麻及蒳①檀色者任多少，与水拌令润，勿使太湿，蒸令气遍即下。曝干再蒸，往返九蒸九曝讫，捣，去皮作末。空肚水若酒服二方寸匕，日二服。渐渐不饥绝谷②，久服百病不生，常服延年不老，耐寒暑。

注

①旃：音 zhān，赤色。

②绝谷：又称"辟谷"，即断绝五谷。

蜜饵

主补虚，羸瘦乏气力方。

白蜜二升　腊月猪肪脂一升　胡麻油半升
干地黄末一升

上四味合和，以铜器重釜煎令可丸，下之，
服如梧桐子三丸，日三，稍加，以知为度①，
久服充益寿。

注

①以知为度：疾病有所好转。

服牛乳补虚破气方

牛乳三升　荜茇（末之，绵裹）半两

上二味，铜器中取三升水，和乳合煎取三

升，空肚顿服之，日一，二七日除一切气。慎面猪鱼鸡蒜生冷。张澹①云：波斯国②及大秦③甚重此法，谓之悖散汤。

注

①张澹：人名，唐代初期史官。

②波斯国：古国名，即今伊朗。

③大秦：我国古时称罗马帝国为大秦。

猪肚补虚赢乏气力方

肥大猪肚（洗如食法）一具　人参五两椒（汗）一两　干姜一两半　葱白（细切）七两粳米（熟煮）半升

上六味，下筛合和相得，纳猪肚中缝合，勿令泄气，以水一斗半微火煮令烂熟，空腹食之，兼少与饭，一顿令尽，可服四五剂，极良。

论曰：牛乳性平，补血脉，益心，长肌肉，令人身体康强润泽，面目光悦，志气不衰。故为人子者须供之以为常食，一日勿缺，常使恣意充足为度也。此物胜肉远矣。

55

服牛乳方

钟乳（上者，细研之如粉）一斤　人参三两
甘草（炙）五两　干地黄三两　黄芪三两　杜
仲（炙）三两　苁蓉六两　茯苓五两　麦门冬
（去心）四两　薯蓣六两　石斛二两

上一十一味捣筛为散。以水五升先煮粟，
采七升为粥，纳散七两，搅令匀，和少冷水，
牛渴饮之令足，不足更饮水，日一。余时患渴，
可饮清水，平旦取牛乳服之，生熟任意。牛须
三岁以上、七岁以下，纯黄色者为上，余色者
为下。其乳常令犊子饮之，若犊子不饮者，其
乳动气，不堪服也。其乳牛净洁养之，洗刷饱
饲须如法，用心看之。慎蒜猪鱼生冷陈臭等物。

有人频遭重病，虚羸①不可平复②，以此方
补之甚效。其方如下：

生枸杞根（细切，一大斗，以水一大石煮取
六斗五升，澄清）　白羊骨一具

上二味合之，微火煎取五大升，温酒服之，
五日令尽，不是小小补益。一方单用枸杞根。
慎生冷、醋滑、油腻七日。

注

①虚羸：身体虚弱。

②平复：恢复到以前正常的水平。

补五劳七伤虚损方

白羊头蹄（以草火烧令黄赤，以净绵急塞鼻）一具　胡椒一两　荜茇一两　干姜一两　葱白（切）一升　香豉二升

上六味，先以水煮羊头蹄骨半熟，纳药更煮令大烂，去骨，空腹适性食之，日食一具，满七具止。禁生冷、铅丹、瓜果、肥腻及诸杂肉、湿面、白酒、黏食、大蒜、一切蓄血，仍慎食大醋滑五辛陈臭猪鸡鱼油等七日。

疗大虚羸困极方

取不中水猪肪①一大升，纳葱白一茎，煎令葱黄止，候冷暖如人体，空腹平旦顿服之令尽，暖盖覆卧，至日晡②后乃食白粥稠糜，过三日后

千金翼方

读经典 学养生

QIAN
JIN
YI
FANG

养性

养老食疗第四

服补药，其方如下：

羊肝（细切）一具　羊脊骨䐄肉[3]（细切）一条　曲末半升　枸杞根（切，以水三大斗煮取一大斗，去滓）十斤

上四味合和，下葱白豉汁调和羹法，煎之如稠糖，空腹饱食之，三服。时慎食如上。

注

①猪肪：猪油。

②日晡：15~17时。

③䐄肉：䐄，音 yín，羊脊骨两旁的肉。

补虚劳[1]方

羊肝肚肾心肺（以热汤洗，余细切之）一具　胡椒一两　荜茇一两　豉心半升　葱白（去心，切）两握　犁牛酥一两

上六味合和，以水六升缓火煎取三升，去滓，和羊肝等并汁稍口皆纳羊肚中，以绳急系肚口，更另用一绢袋稍小于羊肚，盛肚煮之。若熟乘热出，以刀子并绢袋刺作孔，沥取汁，

空肚顿服令尽。余任意分作食之。若无羊五脏，
羊骨亦可用之。其方如下：

羊骨（碎之）两具

上以水一大石，微火煎取三斗，依食法任
性作羹粥面食。

①虚劳：中医学病名。"虚损劳伤"的简称，是由
脏腑亏损，元气虚弱而致的多种慢性病证的总称。

不食肉人油面补大虚劳方

生胡麻油一升　浙粳米泔清①一升

上二味，微火煎尽汁清乃止，出贮之，取
三合，盐汁七合，先以盐汁和油令相得，溲面
一斤，如常法作馎饦②，煮五六沸，出置冷水中，
更漉出，盘上令干，乃更一叶叶掷沸汤中，煮
取如常法，十度煮之，面熟乃尽，以油作臛③
浇之，任饱食。

注

乌麻脂

主百病虚劳，久服耐寒暑方。

乌麻油一升　薤白三斤

上二味，微火煎薤白令黄，去滓，酒服一合。百日充肥，二百日老者更少，三百日诸病悉愈。

服石英乳方

白石英（捣石如米粒，以绵裹密帛盛）十五两

上一味，取牛乳三升、水三升煎取三升，顿服之，日一度。可二十遍煮乃一易之，捣筛，以酒三升渍二七日服之，常令酒气相接，勿至

于醉，以补人虚劳，更无以加也，有力能多服一二年弥益^①。凡老人旧患眼暗^②者，勿以酒服药，当用饮下之。目暗者，能终不与酒蒜，即无所畏耳。

注

①弥益：更加。

②眼暗：视物模糊不清。

论曰：上篇皆是食疗而不愈，然后命药，药食两攻，则病无逃矣，其服饵如下：

大黄芪丸

主人虚劳百病，夫人体虚多受劳，黄芪至补劳，是以人宜将服之方。

黄芪　柏子仁　天门冬（去心）　白术干地黄　远志（去心）　泽泻　薯蓣　甘草（炙）人参　石斛　麦门冬（去心）　牛膝　杜仲（炙）

薏苡仁　防风　茯苓　五味子　茯神　干姜　丹参　肉苁蓉　枸杞子　车前子　山茱萸　狗脊　萆薢　阿胶（炙）　巴戟天　菟丝子　覆盆子

上三十一味各一两，捣筛，炼蜜丸。酒服十丸，日稍加至四十丸。性冷者，加干姜、桂心、细辛二两；患风者加独活、防风、芎䓖二两；老人加牛膝、杜仲、萆薢、狗脊、石斛、鹿茸、白马茎①各二两；无问长幼，常服勿绝。百日以内，慎生冷醋滑猪鸡鱼蒜油腻，陈宿郁浥②，百日后，惟慎猪鱼蒜生菜冷食，五十以上，虽暑月三伏时亦忌冷饭，依此法可终身常得，药力不退。药有三十一味，合时或少一味，亦得且服之。

注

①白马茎：为白马的阴茎。
②陈宿郁浥：陈久腐败的食物。

彭祖延年柏子仁丸

久服强记不忘方。

柏子仁五合　蛇床子　菟丝子　覆盆子各半升　石斛　巴戟天各二两半　杜仲（炙）茯苓　天门冬（去心）　远志（去心）各三两天雄（炮，去皮）一两　续断　桂心各一两半菖蒲　泽泻　薯蓣　人参　干地黄　山茱萸各二两　五味子五两　钟乳（成炼者）三两　肉苁蓉六两

上二十二味捣筛，炼蜜和丸，如桐子大。先食服二十丸，稍加至三十丸。先斋五日，乃服药。服后二十日齿垢稍去，白如银；四十二日面悦泽①；六十日瞳子黑白分明，尿无遗沥②；八十日四肢偏润，白发更黑，腰背不痛；一百五十日意气如少年。药尽一剂，药力周至，乃入房内。忌猪鱼生冷醋滑。

注

①面悦泽：面色和悦光泽。

②遗沥：尿不尽。

千金翼方

读经典 学养生

QIAN
JIN
YI
FANG

养性

养老食疗第四

紫石英汤

主心虚惊悸[1]，寒热百病，令人肥健方。

紫石英十两　白石英十两　白石脂三十两
赤石脂三十两　干姜三十两

上五味㕮咀，皆完用，二石英各取一两，石脂等三味各取三两，以水三升合，以微火煎，宿勿食，分为四服，日三夜一，服后午时乃食。日日依前，秤取昨日药乃置新药中共煮，乃至药尽，常然。水数一准，新药尽讫，常添水去滓，服之满四十日止。忌酒肉。药水皆用大升秤取，汁亦用大升。服汤讫即行，勿住坐卧，须令药力遍身，百脉中行。若大冷者，春秋各四十九日服，令疾退尽，极须澄清服之。

①惊悸：中医学病名，指心中动悸不安，甚至不能自主的一种自觉病症。

论曰：此汤补虚，除瘤冷[1]，莫过于此，能用之有如反掌，恐学者谓是常方，轻易而侮②之。若一剂得瘥③即止，若服多令人大热，即须服冷药压之，宜审而用之。

①痼冷：经久难愈的身冷。

②侮：轻慢，不重视。

③瘥：病愈。

养老食疗第四

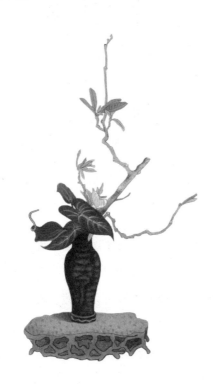

千金翼方

读经典 学养生

QIAN
JIN
YI
FANG

辟谷

服茯苓第一

辟谷

服茯苓第一
（方六首）

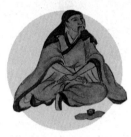

服茯苓方

茯苓粉五斤　　白蜜三斤　　柏脂（炼法在后）
七斤

上三味，合和丸如梧桐子，服十丸。饥者
增数服之，取不饥乃止。服吞一丸，不复服谷
及他果菜也，永至休粮[1]。饮酒不得，但得饮水。
即欲求升仙者，常取杏仁五枚，咬咀，以水煮
之为汤，令沸，去滓以服药。亦可和丹砂[2]药
中令赤服之。又若却欲去药食谷者，取硝石、

葵子等熟治之，以粥服方寸匕，日一，四日内日再服。药去，稍稍食谷葵羹，大良。

注

①永至休粮：直至终生不吃任何五谷杂粮。
②丹砂：即朱砂。

又方：

茯苓三斤　白蜡二斤　大麻油三升　松脂三斤

上四味，微火先煎油三沸，纳松脂令烊，次纳蜡，蜡烊纳茯苓，熟搅成丸乃止。服如李核大一丸，日再，一年延年，千岁不饥。

又方：

茯苓二斤　云母粉二斤　天门冬粉二斤羊脂五斤　麻油三斤　蜜五斤　白蜡三斤　松脂（白者）十斤

上八味，纳铜器中，微火上煎令相得，下火，和令凝紫色乃止。欲绝谷，先作五肉①稻粮食五日，乃少食，三日后丸此药，大如弹丸，日三服，一日九丸不饥，饥则食此止。却百二十日复食

千金翼方
读经典 学养生

QIAN
JIN
YI
FANG

辟谷

服茯苓第一

九丸，却三岁复食九丸，却十二年复食九丸，如此寿无极。可兼食枣脯，饮水无苦。还下药，取硝石一升，葵子一升。以水三升，煮取一升，日三，服八合，亦可一升。药下乃食一合米粥，日三。三日后，日中三合。

又方：

茯苓（去皮）

上以淳酒渍，令淹，密封十日，出之如饵可食，甚美，服方寸匕，日三，令人肥白，除百病，不饥渴，延年。

又方：

茯苓粉五斤　白蜜三升

上二味，渍铜器中，瓷器亦得，重釜煎之。数数搅不停，候蜜竭出，以铁臼捣三万杵，日一服三十丸如梧子，百日病除，二百日可夜书，二年后役使鬼神，久服神仙。

①五肉：即五畜之肉，五畜为牛、羊、豕、鸡、犬。

辟谷^①延年千岁方

松脂　天门冬（去心）　　茯苓　蜡蜜各一升

上五味，以酒五升先煎蜜、蜡三沸，纳羊脂三沸，纳茯苓三沸，纳天门冬相和，服三丸如李子。养色还白^②，以杏仁一升纳之为良。

① 辟谷：道家术语，道家称行导引之术，不食五谷，可以长生。

② 养色还白：令肤色白润。

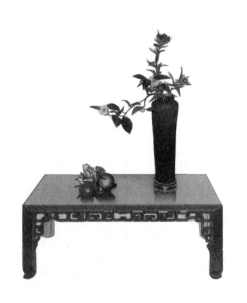

69

辟谷

服松柏脂第二（方二十首 论一首）

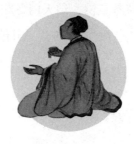

采松脂法

常立夏日，伐松横枝指东南者，围二三尺，长一尺许，即日便倒顿于地，以器其下承之，脂自流出三四过，使以和药。此脂特与生雄黄相宜，若坚强①者，更着酒中火上消之，汁出，着冷酒中引之乃暖，和雄黄。衡山松脂膏，常以春三月入衡山②之阴，取不见日月之松脂炼而食之，即不召自来。服之百日，耐寒暑，二百日，五脏补益，服之五年，即王母见诸名山。

所生三百六十五山，其可食者独满谷阴怀中耳。其谷正从衡山岭直东四百八十里，当横捷，正石横其岭东北，行过其南，入谷五十里穷穴有石城白鹤，其东方有大石四十余丈，状如白松，松下二丈有小穴，可入山，有丹砂可食也。其南方阴中有大松，大三十余围，有三十余株，不见日月，皆可服也。

注

①坚强：即坚硬。
②衡山：五岳之南岳，在湖南省。

取破松脂法

以日入时①，破其阴以取其膏，破其阳以取其脂，等份食之，可以通神灵。凿其阴阳为孔，令方寸，深五寸，还以皮掩其孔，无令风入，风入不可服也。以春夏时取之，取之讫，封塞勿泄，以泥涂之。东北行至丹砂穴下有阴泉水，可饮之。此弘农②车君以元封③元年入此山，食松脂十六年，复下居长安东市，又在上谷牛头谷，

千金翼方

读经典 学养生

QIAN
JIN
YI
FANG

辟谷

服松柏脂第二

时往来至秦岭上，年常如三十者。

注

①以日入时：按采集松脂的固定时间、季节。

②弘农：当为弘农，郡名，今河南灵宝北。

③元封：汉武帝刘彻年号。

取松脂法

斫①取老枯肥松，细擘长尺余，置甑中蒸之，满甑，脂下流入釜中，数数接取脂，置水中凝之，尽更为，一日可得数十斤，枯节益佳。

又法：取枯肥松细破，于釜中煮之，其脂自出，接取置冷水中凝之，引之则成。若以五月就木取脂者，对刻木之阴面为二三刻，刻可得数升。秋冬则依煮法取。勿煮生松者，少脂。

注

①斫：音 zhuó，用斧子砍。

炼松脂法

松脂二十斤为一剂，以大釜中着水，加甑其上，涂际①勿泄，加茅甑上为藉②，复加生土茅上，厚一寸，乃加松脂于上，炊以桑薪，汤灭添水，接取停于冷水中凝，更蒸之如前法，三蒸毕止，脂色如白玉状，乃用和药，可以丸菊花、茯苓服之。每更蒸，易土如前法。以铜锣承甑下，脂当入锣中如胶状。下置冷水中，凝更蒸。欲出铜器于釜中时，预置小绳于脂中，乃下停于水中凝之，复停于炭，须臾乃四过皆解，乃可举也。尽更添水，以意斟酌。其火勿太猛，常令不绝而已。

又方：治松脂以灰汁煮之，泻置盆水中，须臾凝，断取，复置灰中煮之，如此三反③，皆易水成矣。

注

①际：周边。

②藉：音 jiè，垫衬。

③三反：重复三遍。

一法：炼松脂十二过易汤，不能者，五六过亦可服之。

炼松脂法：薄淋桑灰汁，以煮脂一二沸，接取，投冷水中引之凝，复更煮，凡十过脂则成。若强者，复以酒中煮三四过，则柔矣。先食服一两，日三，十日不复饥，饥更服之。一年后，夜如白日，久服去百病。禁一切肉咸菜鱼酱盐等。

又方：

松脂十斤

上用桑薪灰汁二石纳釜中，加甑于上，甑中先铺茅，次铺黄砂土可三寸，蒸之，脂少间流入釜中，寒之凝，接取，复蒸如前三上，更以清水代灰汁，复如前三上，去水，更以阴深水①一石五斗煮甘草三斤，得一石汁，去滓，纳牛酥二斤，加甑釜上，复炊如前，令脂入甘草汁中凝，接取复蒸，夕下，如此三上即成，苦味皆去，甘美如饴膏。服如弹丸，日三。久服神仙不死。

又方：好松脂一石　石灰汁三石

上二味，于净处为灶，加大釜，斩白茅为藉②，令可单止，以脂纳甑中炊之，令脂自下入釜，尽去甑，接取，纳冷水中，以扇扇之。两人引之三十过，复蒸如前，满三遍，三易灰汁，复以白醋浆三石炼之三过，三易酢浆也。复以酒炼之一过，亦如上法，讫，以微火煎之，令如饴状，服之无少长。

①阴深水：背阴井里的水。
②藉：铺，垫。

又方：松脂二斤半，水五升煎之。汁黄浊，出投冷水中。如是百二十上，不可以为率，四十入汤辄一易汤，凡三易汤且成，软如泥，其色白，乃可用治。下茯苓一斤，纳药中搅令相得，药成，置冷地，可丸，丸如杏核。日吞三丸，十日止，自不欲饮食。当炼松脂无令苦，乃用耳。

又方：松脂七斤，以桑灰汁一石，煮脂三沸，接置冷水中，凝复煮之，凡十遍，脂白矣。为散三两，分为三服，十两以上不饥，饥复服之。一年以后夜视目明，久服不死。

千金翼方

读经典 学养生

QIAN
JIN
YI
FANG

辟谷

服松柏脂第二

论曰：炼松脂，春夏可为，秋冬不可为。绝谷治疠第一，欲食即勿服。亦去三尸[1]。

① 三尸：道教术语，道家认为人体内有作祟的三神，又名三尸神，每逢庚申日常向天诉说人的过恶。

粉松脂法

松脂十斤

丹黍[1]灰汁煮沸，接置冷水中二十过，即末矣。亦可杂云母粉，丸以蜜[2]，服之良。

① 丹黍：即红高粱。
② 丸以蜜：炼蜜为丸。

服松脂法

欲绝谷，服三两，饥复更服，取饥而止，可至一斤。不绝谷者，服食一两。先食，须药力尽乃余。食错者，即食不安而吐也。久服延年，百病除。

又方：

松脂十斤　松实三斤　柏实三斤　菊花五升

上四味下筛，蜜和，服如梧子三十丸，分为三服。一百日以上不复饥，服之一年，百岁如三十四十者，久服寿同天地。

又方：桑寄生蒸之令熟，调和以炼松脂，大如弹丸，日一丸即不饥。

服法：以夏至日取松脂，日食一升，无食他物，饮水自恣①，令人不饥，长服可以终身不食。河南少室山②有大松，取阴处③断之，置器中蒸之，膏自流出，炼出去苦气，白蜜相和食之，日一升，三日后服如弹丸，渴饮水，令人不老，取无时。

①自恣：随意，无拘束。
②少室山：山名，今在河南登封县北。
③阴处：山阴面。

读经典　学养生

千金翼方

QIAN
JIN
YI
FANG

辟谷

服松柏脂第二

又方：

松脂五斤　羊脂三斤

上二味，先炼松脂令消，纳羊脂，日服博棋[1]一枚，不饥，久服神仙。

①博棋：比喻所服药物如围棋子大小。

守中方（与前别）

白松脂（三遍炼）七斤　白蜡五斤　白蜜三升　茯苓粉三斤

上三味合蒸一石米顷，服如梧子十丸，饥复取服，日一丸。不得食一切物，得饮酒，不过一合。斋戒，咬咀五香①，以水煮一沸，去滓，以药投沸中。又欲致神女者，取茅根治取汁以和之，蒸服之，神女至矣。

又方：松脂、桑灰炼百遍，色正白，复纳之饴蜜中，数反出之，服二丸如梧子，百日身轻，一年玉女来侍。

注

①五香：中药木香的别称。

取柏脂法

　　五月六日刻其阳二十株，株可得半升，炼服之。欲绝谷者，增之至六两。不绝谷者一两半。禁五辛鱼肉菜盐酱。治百病，久服炼形延年。炼脂与炼松脂法同。

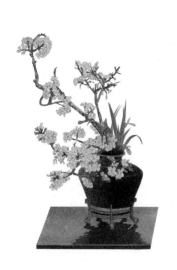

服松柏实第三（方一十九首）

辟谷

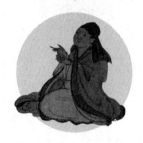

　　凡采柏子，以八月，过此零落。又喜蠹①虫，顿取之，又易得也，当水中取沉者。八月取，并房曝干末，服方寸匕，稍增至五合，或日一升半。欲绝谷，恣②口取饱，渴饮水一方③。柏子服不可过五合。

注

①蠹：蛀虫。

②恣：放纵，无拘束。

③一方：一方寸匕。

凡采松实，以七月未开时采之。才开口，得风便落，不可见也。松子宜陈者佳。

绝谷升仙不食法

取松实末之，服三合，日三，则无饥。渴饮水，勿食他物，百日身轻，日行五百里，绝谷升仙。

服松子法

治①下筛，服方寸匕，日三四，或日一升半升，能多为善，二百日以上，日行可五百里。一法：服松子不过三合。

注

①治：炮制。

千金翼方

读经典 学养生

QIAN
JIN
YI
FANG

辟谷

服松柏实第三

松子丸

松子味甘酸，益精补脑，久服延年不老，百岁以上，颜色更少，令人身轻悦泽[1]方。松子、菊花等份，以松脂若蜜丸，服如梧子十丸，日三，可至二十丸。亦可散服二方寸匕，日三。功能与前同。

注

①身轻悦泽：身体轻健，面色和悦光泽。

又方：松柏脂及实各等份，丸以松脂，服之良。

脂松叶令人不老，身生毛皆绿色，长一尺，体轻气香，还年变白，久服以绝谷不饥。渴饮水。服松叶，亦可粥汁服之。初服如恶，久自便。亦可干末，然不及生服。

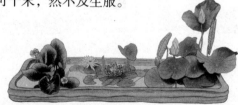

服松叶法

细切餐之，日三合，令人不饥。

又方：细切之如粟，使极细，日服三合，四时[1]皆服。生叶治百病，轻身益气，还白延年。

又方：四时采，春东、夏南、秋西、冬北方，至治轻身益气，令人耐风寒，不病痹，延年。

注

①四时：即四季。

高子良服柏叶法

采无时，以叶切，置甑中令满，覆盆甑，着釜上蒸之三石米顷，久久益善，蒸讫，水淋百余过讫，阴干。若不淋者，蒸讫便阴干。服一合，后食，日三服，势力少，稍增，从一合始至一升。令人长生益气，可辟谷不饥，以备厄①还山隐无谷。昔庞伯宁、严君平②、赵德风、唐公房③等修道佐时也，世遭饥运，又避世隐峨眉山中，饥穷欲死，适与仙人高子良、五马都相遭，以此告之，皆如其言，尽共服之。卒赖其力皆度厄。后以告道士进同得其方，遂共记之。

①厄：困苦，灾难。

②严君平：汉代蜀人，经学家扬雄之师，以卜筮称于世。

③唐公房：汉代城固人，传说遇真人授药后成仙。

又方：取大盆，纳柏叶着盆中，水渍之，一日一易①水，易水者状瓮出水②也，如是七日以上，若二七日为佳，讫，覆盆蒸之，令气彻便止。曝干，下筛末一石，以一斗枣膏溲，如作干饭法，服方寸匕，日三，以水送，不饥，饥即服之。渴饮水，以山居读诵气力不衰，亦可济凶年。

①易：更换。

②状瓮出水：像从瓮（一种陶器）里舀水一样。

仙人服柏叶减谷方

柏叶取近上者，但取叶，勿杂枝也。三十斤为一剂，常得好不津器^①纳柏叶于中，以东流水渍之，使上有三寸，以新盆覆上，泥封之，三七日出，阴干，勿令尘入中，干便治之下筛；以三升小麦净择，纳着柏叶汁出，须封五六日乃出，阴干燥，复纳之，封五六日出，阴干令燥，磨之下筛。又取大豆三升，炒令熟，取黄磨之，下筛。合三物，搅调相得，纳苇囊^②中盛之，一服五合。用酒水无在，日三，食饮无妨。治万病，病自然消，冬不寒，颜色悦泽，齿脱更生，耳目聪明，肠实。服此，食不食无在。

注

①不津器：不渗水的器皿。
②苇囊：皮革制成的袋子。

又方：取柏叶三石，熟蒸曝干，下筛；大麦一升熬令变色，细磨之。都合和，服多少自任，亦可作粥服之，可稍稍饮酒。

又方：取柏叶二十斤着盆中，以东流水渍三七日，出曝干。以小麦一斗，渍汁三四日。出曝干，熬令香，柏叶亦然。盐一升，亦熬之令黄。三味捣下筛，以不中水猪膏二斤细切，着末中搅，复筛之，先食服方寸匕，日三匕，不用食良，亦可兼服之。

又方：取阴地①柏叶，又取阴面皮咬咀，蒸之，以釜下汤灌之，如是至三。阴干百日，下筛，大麦末、大豆末三味各一斤，治服方寸匕，日三，以绝谷不食，除百病，延年。

①阴地：背阳的地方。

又方：柏叶三石，熟煮之，出置牛笪①中以汰②之，令水清乃止，曝干，以白酒三升溲③叶，微火蒸之，熟一石米顷熄火，复曝干；治大麦三升熬令变色，细治曝捣叶，下筛，合麦屑中，日服三升，以水浆若酒送之。止谷疗病，辟温疠恶鬼，久久可度世。

①牛筥：喂牛的竹筐。

②汰：洗涤，清洗。

③溲：浸泡。

又方：柏叶十斤，以水四斗渍之一宿，煮四五沸，漉出去汁，另以器搁之干；以小麦一升，渍柏叶汁中，一宿出，曝燥，复纳之令汁尽；取盐一升、柏叶一升、麦一升，熬令香，合三味末之。以脂肪一片合溲，酒服方寸匕，日三，病自消减，十日以上，便绝谷。若乘骑，取一升半水饮之，可以涉道路不疲。

休粮散方

侧柏（生）一斤　乌豆　麻子（炒）各半升

上三味，捣拌，空心①冷水服方寸匕。

①空心：空腹。

辟谷

酒膏散第四

（方六首 论一首）

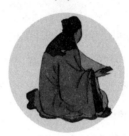

仙方凝灵膏

茯苓三十六斤　松脂二十四斤　松仁十二斤　柏子仁十二斤

上四味炼之，捣筛，以白蜜两石四斗纳铜器中，微火煎之一日一夜，次第下药，搅令相得，微微火之，七日七夕止。可取丸如小枣，服七丸，日三。若欲绝谷，顿服取饱，即不饥，身轻目明，老者还少，十二年仙矣。

初精散方

茯苓三十六斤　松脂二十四斤　钟乳一斤

上三味为粉，以白蜜五斗搅令相得，纳坯器[1]中，固其口，阴干百日，出而粉之，一服三方寸匕，日三服，一剂大佳，不同余药。

注

①坯器：坚硬的土制成的容器。坯，音jì，坚土。

论曰：凡欲服大药，当先进此一膏一散，然后乃服大药也。

五精酒

主万病，发白反黑，齿落更生方。

黄精四斤　天门冬三斤　松叶六斤　白术四斤　枸杞五斤

上五味皆生者，纳釜中，以水三石煮之一

日，去滓，以汁渍曲如家酝法。酒熟取清，任性饮之，一剂长年。

白术酒方

白术二十五斤

上一味咬咀，以东流水两石五斗不津器^①中渍之二十日，去滓，纳汁大盆中，夜候流星过时，抄己姓名置盆中，如是五夜，汁当变如血。取以渍曲，如家酝法，酒熟取清，任性饮之。十日万病除，百日白发反黑，齿落更生，面有光泽。久服长年。

注

①不津器：不渗水的容器。

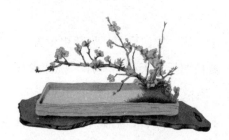

枸杞酒方

枸杞根一百斤

上一味，切，以东流水四石煮之一日一夕，去滓，得一石汁，渍曲酿之如家酝法，酒熟取清，置不津器中，取：

干地黄末一升　桂心末一升　干姜末一升
商陆根末一升　泽泻末一升　椒末一升

上六味，盛以绢袋，纳酒中，密封口，埋入地三尺，坚覆上二十日，沐浴，整衣冠，向仙人再拜讫，开之，其酒当赤如金色。平旦空肚服半升为度，十日万病皆愈，二十日瘢痕灭。恶疾人[①]以一升水和半升酒，分五服，服之即愈。若欲食石者，取河中青白石如枣杏仁者二升，以水三升煮一沸，以此酒半合居置中，须臾即熟可食。

注

①恶疾人：有严重疾病的人。

千金翼方

读经典 学养生

QIAN
JIN
YI
FANG

辟谷

酒膏散第四

灵飞散方

云母粉一斤　茯苓八两　钟乳七两　柏仁七两　桂心七两　人参七两　白术四两　续断七两　菊花十五两　干地黄十二两

上一十味捣筛，以生天门冬十九斤，取汁溲药，着铜器中蒸之一石二斗黍米①下，出，曝干捣筛，先食服方寸匕，日一服。三日力倍，五日血脉充盛，七日身轻，十日面色悦泽，十五日行及奔马，三十日夜视有光，七十日头发尽落，故齿皆去。更取二十匕，白蜜和，捣二百杵，丸如梧子，作八十一丸，皆映彻如水精珠，欲令发齿时生者，日服七丸，三日即生。若发未白不落者，且可服散如前法；已白者，饵药至七年乃落。入山日服七丸，则绝谷不饥。

注

①黍米：黄米。

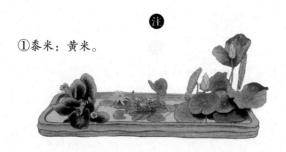

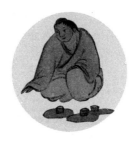

云母粉法

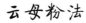

　　云母取上上白泽者细擘①，以水净淘，漉出蒸之，一日一夜下之，复更净淘如前，去水令干。率云母一升，盐三升，硝石一斤，和云母捣之。一日至暮，取少许掌上泯着②，不见光明为熟。出安盆瓮中，以水渍之令相得，经一炊久，澄去上清水，徐徐去之尽。更添水如前，凡三十遍易水，令淡如水味，即漉出，其法一如研粉，澄取淀，然后取云母淀，徐徐坐绢袋中，滤着单上，曝令干即成矣。云母味甘平，无毒，主治死肌，中风寒热，如在船车上，除邪气，安五脏，益子精，明目下气，坚肌续绝，补中，五劳七伤，虚损少气，止利，久服轻身延年，强筋脉，填髓满，可以负重，经山不乏，落齿更生，瘢痕消灭，光泽人面，不老，耐寒暑，志高，可至神仙。此非古法，近出东海卖盐女子，其女子年三百岁，貌同笄女③，常自负一笼盐重五百余斤。如斯得效者，其数不一，可验神功矣。

①擘：掰。
②泯着：涂抹。
③笄女：笄，音 jī，意为年方十五的女子。

又方：云母擘薄，淘净去水余湿，沙盆中研万万遍，以水淘澄取淀。见此法即自保爱，修而服之。勿泄之，勿泄之。凡服云母秘涩不通①者，以芜菁菹②汁下之即通，秘之。

注

①秘涩不通：即便秘。
②葅：音 zū，腌菜汁。

用云母粉法

热风汗出，心闷，水和云母，浴之，不过再，瘥。劳损汗出，以粉摩之，即定，以粳米粥和三方寸匕服之。疳湿䘌疮①，月蚀②，粳米粥和三方寸匕服之，以一钱匕纳下部中，取瘥。止下脱③病，粳米粥和三方寸匕，服之七日，慎血食、五辛、房室、重作务。赤白痢积年不瘥④，服三方寸匕，不过一两即瘥。寸白虫⑤者，服一方寸匕，不过四服。带下⑥，服三方寸匕，三五服瘥，金疮，一切恶疮，粉涂之，至瘥止。疽疥癣亦然。风疠⑦者，服三方寸匕，取瘥。痔病，服三方寸匕，慎房室、血食、油腻。淋病服三方寸匕。又一切恶疮，粉和猪脂涂之。头疮秃癣，醋酒洗去痂，以粉涂之，水服三方寸匕，百日慎如前。

①疮：虫蚀病。

②月蚀：相当于现在西医学中的耳后湿疹。

③下脱：中医学病名，指久泻久痢、脱肛、子宫下
　垂等症。

④瘥：病愈。

⑤寸白虫：即绦虫。

⑥带下：泛指妇科病。

⑦疠：温疫。

论曰：凡服粉治百病，皆用粳米粥和服之，
慎房室、五辛、油腻、血食、劳作。若得云母
水服之一升，长年飞仙。

云母水

主除万病，久服长年神仙方：

云母（细擘）二十斤　芒硝十斤　露水一
石　崖蜜二斤

上四味，先取露水八斗作沸汤，分半淘汰
云母再遍，漉出，以露水二斗温之，纳芒硝令
消①，置木器中，纳云母讫，经三七日出之令燥，

以水渍之；粗皮令软，作袋，纳云母袋中，急系口。两人揉挺之，从寅至午勿住，出之，密绢筛末，余不下者，更纳袋中，揉挺②如初，筛下，总可得五斤，以崖蜜③和搅令如粥，纳薄削筩④中，漆固口，埋舍北阴中，深六七尺，筑土令平，一百二十日出之，皆成水，且温水一合和云母一合，向东服，日三，水寒温自任。服十日小便当黄。此先除劳气风疢⑤也。二十日，腹中寒癖⑥皆消；三十日，龋齿除者更生；四十日，不畏风寒；五十日，诸病皆愈，颜色日少。久服不已，长年神仙。

注

①消：消融。

②揉挺：挺，音shān，揉和，拍击。

③崖蜜：蜂蜜的一种。

④筩：音tǒng，竹筒。

⑤风疢：疢，音chèn，即风病。

⑥寒癖：古病名。指胁肋间有弦索状拱起，遇冷即觉疼痛。

辟谷

服水第六

（论一首 法七首）

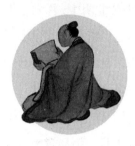

论曰：夫天生五行，水德最灵。浮天以载地，高下无不至。润下为泽，升而为云，集而为雾，降而为雨。故水之为用，其利博哉。可以涤荡滓秽，可以浸润焦枯，寻之莫测其涯，望之莫睹其际。故含灵①受气，非水不生；万物禀形，非水不育；大则包禀天地，细则随气方圆。圣人方之，以为上善。余尝见真人②有得水仙者，不睹其方。武德③中，龙赍此一卷《服水经》授余，乃披玩④不舍昼夜。其书多有蠹坏，文字颇致残缺，因暇隙⑤寻其义理，集成一篇。好道君子勤而修之，神仙可致焉。

①含灵：旧时谓人为万物之灵，故称之为含灵。
②真人：道家谓存养本性的得道之人。
③武德：唐高祖李渊年号。
④披玩：分析，研习。
⑤暇隙：空闲。

第一服水法

凡服水之法，先发广大心，仍救三途①大苦，普度法界②含生③，然后安心服之。经④曰：服水，以死为期，决得不疑，然后办一瓦杯受一升，择取四时王相甲子开除满之日，并与身本命相生之日，候天地大时无一云气，日未出时，清净沐浴服鲜净衣，烧香礼十方诸佛及一切圣贤仙人天真，乞⑤大鸿恩，乃向东方取水，以水置器中。

①三途：佛教术语。佛教以地狱、饿鬼、畜生为三途。

②法界：佛教术语。指整个宇宙现象界。

③含生：有生命的物体。

④经：此处指《服水经》。

⑤乞：乞求。

候日出地，令水与日同时得三杯，杯各受一升，咒之三遍，向日以两手捧水当心，面向正东方并脚而立，先叩齿①、鸣天鼓②三通，乃以口临水上，密诵③咒一三五七遍，极微微用力乃细细咽之，想三咽在左厢下，三咽在右厢下，三咽处中央下，周而复始。

①叩齿：上下牙相互叩击。

②鸣天鼓：道家养生法。即叩击门牙，中央上下相叩名曰鸣天鼓。

③密诵：默念。

但是服即作此法咽水，服一杯，踟蹰消息①，徐徐行二十步乃回，更服一杯讫，更徐徐行四十步乃回，更饮一杯，复行八十步乃止。

勿烦多饮，亦不得少也。常烧众名香，至心念佛，凡有所证悟境界，一切状貌不得执着，乃真事向人道说。此则是初起首服水法，杯用桑杯，瓦亦得。其咒曰：乾，元亨利正。九种吾生，日月与吾并。吾复不饥，复不渴，赖得水以自活。金木水火土，五星之气，六甲②之精，三真天仓③，浊云上盈。黄父赤子，守中无倾，急急如律令。每服皆用此咒咒之，三杯杯各三遍，乃细缓缓徐徐服之。

① 消息：一消一长，互为更替。

② 六甲：紫微垣的六颗星，位于鹿豹座和仙王座内。

③ 天仓：古代星官之一，属于二十八宿西方七宿的娄宿。

细服五色水法

经曰：白黄黑水，服法如前。惟有青水一法，服满三匕，日中思食。鬼神遍在身中，从人索食，当如法与之。绝中五谷，多食枣栗。诈称鬼亲

千金翼方

读经典 学养生

QIAN
JIN
YI
FANG

辟谷

服水第六

附说人，慎勿信之。但当以法调和，以时及节。

服赤水方

赤向生气所宜之方，三杯三咒，拱手心念口言，诵偈①曰：金木水火土，五精六腑，一切识脏。欲服之时，专心注下。初服之时，如似浆气，三七日如甘露味，亦当食枣栗一升。七日食虫②渐发，三尸亦盛，思美饮食，遍缘一切世间，当发善念。相续五七日中，二食枣栗，水方渐强增长，颜色怡悦，气力异常。更须加口水当渐少，日月渐盈，肤体汗颣③，渐渐剥落，眼目精明，亦少睡眠，心开意解，但如法慎护。心若不至诚，内连六识④，外为鬼神侵绕其心。念青帝神守护水精五七日。脚弱，心意不定，但当正念重加神司土父神后五脏君名，众邪杂鬼如法而去。六七日后独善⑤解音乐，不得礼拜，省习诵，养气力，勿嗔怒嫉妒，勿调气，省睡眠。

①诵偈：偈，音 jì，佛经中的唱词。

②食虫：指蛔虫、赤虫、蛲虫。道家认为此三虫靠
　五谷而生，故曰食虫。

③颣：音 lèi，疙瘩，颗粒。

④六识：佛教称眼识、耳识、鼻识、舌识、身识、
　意识为六识。

⑤独善：保持个人情操。

却鬼咒法

　　咒曰：然摩然摩。波悉谛苏若摩竭状阇提。
若梦若想，若聪明易解，常用此咒法去之。

服水禁忌法

　　经曰：凡服水忌用铜铁器，唯用坩器。初
起手时，忌阴云大雨大风大雾，天地不明，皆
凶。凡服水，禁陈米、臭豉、生冷、醋滑、椒姜，
一切众果悉不得食。又不得至丧孝产乳之家，
五辛之气亦不得闻，一切脂腻、血食、菜茹①

悉不得食也。凡服水四七日后，乍闻琴声歌啸，悉不得容受，资身悦乐，音声博戏，皆不得执，渐渐通泰，以洪大道。五色水法皆同于此也。世间之法，音声触、五谷触、丧孝触、产妇触、射利触、善友触、恶人名闻触、恶名触，皆当谨慎之。

①茹：蔬菜的总称。

服水节度法

经曰：凡服水，七日中渐止醋滑，亦渐省食。七日满取枣栗食，经二日后，乃更服之；二七日后，食虫渐发，更食枣栗一升；三七日后思食，更服栗枣二升；四七日后食虫思食欲死，脚弱不能行步；五七日水力渐盈，颜色更好，气力异常；六七日中能步不止，随意东西；七七日中心解异义，耳闻异声，必不得贪，着义①亦有悲欣慈旨；八七日中守尸②；九七日中尸臭自然，远离不乐，世间五脏诸病悉得除愈；十七日中髓脑众脉皮肤汗颡一切悉愈，眼目精明，心想分别，无事不知；千日后中表内外，以五脏渐缩渐小，众毒不害，人精水神渐来附人。七年肠化为筋，髓化为骨，火不能烧，水不能漂，居在水中，与水同色，在水底，与地无异。居山泽间，远视之者独如山雷。此服黄黑水法。用水法，井泉清流悉得用之。（雷字疑。）

① 着义：注意，用心。
② 守尸：谓"三尸"神怪仍留在体内不动。

服水大例法

经曰：凡服水以死为期，必得无疑。信因信果，正真其心，闻法欢喜，不生疑惑。又曰：凡服水讫，男先举左足，向阳左行；女先举右足，向阴右行，男奇妇偶。

凡服水法，立饮之，不得坐饮。欲细细而缓，不得粗粗而急。杯受一升，每一服必三杯。

服辄一回徐行，三杯三回。若少兼食者，杯受一升，如是三杯。凡服水，上行一百三十步，中行一百二十步，下行六十步。水重难得气力，善将其宜而不失其所者，一百日水定，周年水盈，四十年气二百倍。游形自在，高原陆地与水等无差异，颜凡皎然①。四十年肠化为筋，髓化为骨。凡服水，八十以下、十岁以上皆得服之，若小者当加枣栗。枣栗法：上根②者从初七至四七止，中根者从初七至八七止，下根者从初七至十七乃至十七十二七止。后有中下根者，一周晬③将补，乃始休息。上利根之人，一服如甘露；中根之人，再服如甘露；下根之人，四服如甘露；极下根者，六服如甘露。上利根者一服二七日，中根者过七日乃至十日，下根者服日再服七日。又有上利根者，延日三倍，中利根者，延日一倍，下利根者，才不当日。又有上品人修戒定，过去业强，中品人见在修业强，下品人以死为期，必得无疑，信向三宝④。中根有三品。中上品当闻知此宝法，欲长年服大升一石二石，即得不死；中中品修习其行，比智殖业，当服此药，广行誓愿；中下品少有嫉妒及以惰慢，亦具五盖三毒⑤，起罪心因，国土荒乱，人民饥馑，刀兵劫起，思服此药以免。下根有三品，睡眠无觉想，不善音乐，亦玩博戏，又无聪慧，瞪瞢⑥不了，须人教呵⑦，中品人小复远人，下品人居大深山，乃得服耳。

注

①皎然：洁白的样子。

②上根：上智。

③晬：古代称婴儿满一周岁。

④三宝：佛家称佛、法、僧为三宝。

⑤五盖三毒：佛教以贪欲、嗔恚、睡眠、调戏、疑悔为五盖，因其能覆盖真性。佛教以贪欲、嗔恚、愚痴为三毒，认为是产生一切烦恼的根源。

⑥瞪瞢：睁眼楞视的样子。

⑦教呵：教育呵护。

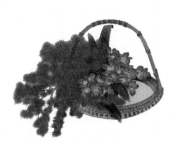

退居

择地第一

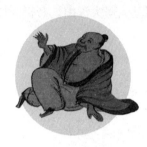

择地第一

　　论曰：人生一世，甚于过隙[1]，役役随物[2]，相视俱尽，不亦哀乎？就中养卫得理，必免夭横[3]之酷。若知进而不知退，知得而不知丧，嗜欲煎其内，权位牵其外，其于过分内热之损，胡可胜言？况乎身灭覆宗之祸，不绝于世哉？今撰退居[4]养志七篇，庶无祸败夭横之事，若延年长生，则存乎《别录》，高人君子宜审思之。

注

①过隙：比喻时间流逝得快。

108　②役役随物：被身外之物所驱使而劳顿。

③天横：非正常的死亡。

④退居：退职闲居。

山林深远，固是佳境，独往则多阻，数人则喧杂。必在人野相近，心远地偏，背山临水，气候高爽，土地良沃，泉水清美，如此得十亩平坦处，便可构居。若有人功可至二十亩，更不得广。广则营为关心^①，或似产业，尤为烦也。若得左右映带^②，岗阜^③形胜，最为上地。地势好，亦居者安，非他望也。

注

①营为关心：操心经营。

②映带：景物相互衬托。

③岗阜：幽深多变的地形。

④形胜：风景优美处。

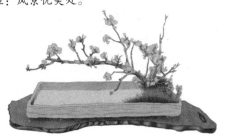

退居

缔创第二

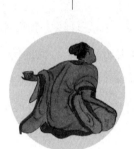

看地形向背，择取好处，立一正屋三间，内后牵其前梁稍长，柱令稍高，椽上着栈，栈讫上着三四寸泥，泥令平，待干即以瓦盖之。四面筑墙，不然堑垒①，务令厚密，泥饰如法。须断风隙，拆缝门窗，依常法开后门。若无瓦，草盖令厚二尺，则冬温夏凉。于檐前西间作一格子房以待客，客至引坐，勿令入寝室及见药房，恐外来者有秽气，损人坏药故也。若院外置一客位最佳。堂后立屋两间，每间为一房，修泥一准正堂，门令牢固。一房着药，药房更

千金翼方

读经典 学养生

QIAN
JIN
YI
FANG

退居

缔创第二

造一立柜，高脚为之，天阴雾气，柜下安少火，若江北则不须火也。一房着药器，地上安厚板，板上安之，着地土气恐损。正屋东去屋十步，造屋三间，修饰准上，二间作厨，北头一间作库。库内东墙施一棚，两层，高八尺，长一丈，阔四尺，以安食物。必不近正屋，近正屋则恐烟气及人，兼虑火烛，尤宜防慎。于厨东作屋二间，弟子家人寝处。于正屋西北立屋二间，通之，前作格子，充料理晒曝药物，以篱院隔之。又于正屋后三十步外立屋二间，椽梁长壮，柱高间阔，以安药炉，更以篱院隔之，外人不可至也。西屋之南立屋一间，引檐中隔着门。安功德，充念诵入静②之处。中门外水作一池，可半亩余，深三尺，水常令满，种芰荷菱芡③，绕池岸种甘菊，既堪采食，兼可悦目怡闲也。

①堑垒：挖沟筑墙。

②入静：道家的修炼方法之一。

③芰荷菱芡：指菱角、荷花、芡实。

111

退居

服药第三

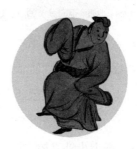

人非金石，况犯寒热雾露，既不调理，必生疾疹，常宜服药，辟外气，和脏腑也。平居服五补七宣丸、钟乳丸，量其性冷热虚实，自求好方常服。其红雪三黄丸、青木香丸、理中丸、神明膏、陈元膏、春初水解散、天行茵陈丸散，皆宜先贮之，以防疾发，忽有卒急，不备难求。腊日合一剂乌膏、楸叶膏，以防痈疮等。若能服食，尤是高人。世有偶学合炼，又非真好，或身婴朝绂①，心迫名利，如此等辈，亦何足言？今退居之人，岂望不死羽化②之事？

但免外物逼切，庶几全其天年③。然小小金石事，又须闲解。神精丹防危救急，所不可缺耳。伏火丹砂，保精养魂，尤宜长服；伏火石硫黄救脚气④，除冷癖，理腰膝，能食有力；小还丹愈疾去风；伏火磁石明目坚骨；火炼白石英、紫石英疗结滞气块，强力坚骨；伏火水银，压热镇心；金银膏养精神，去邪气。此等方药，固宜留心功力，各依《本草》。其余丹火，以冀神助，非可卒致。有心者亦宜精恳，傥遇其真⑤。

注

①朝绂：身加朝廷印绶。

②羽化：道教所谓的成仙。

③天年：自然寿限。

④脚气：中医学病名，又称脚弱，因外感湿邪风毒，或饮食厚味所伤，积湿生热，流注于脚而成。

⑤傥遇其真：希望得到真品。

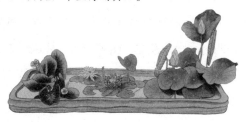

退居

饮食第四

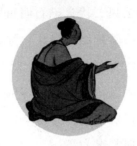

身在田野，尤宜备赡。须识罪福之事，不可为食损命。所有资身，在药菜而已，料理如法，殊益于人。枸杞、甘菊、术、牛膝、苜蓿、商陆、白蒿、五加，服石者不宜吃。商陆以上药，三月以前苗嫩时采食之。或煮，或齑①，或炒，或腌，悉用土苏②咸豉汁加米等色为之，下饭甚良。蔓荆作齑最佳。不断五辛者，春秋嫩韭，四时采薤，甚益。曲虽壅热，甚益气力，但不可多食，致令闷愦③，料理有法，节而食之。百沸馎饦蒸饼及糕索饼起面④等法在《食经》中。

白粳米、白粱、黄粱、青粱米常须贮积，支料一年，炊饭煮粥亦各有法，并在《食经》中。菉豆⑤、紫苏、乌麻亦须宜贮，俱能下气。其余豉、酱之徒，食之所要，皆须贮蓄。若肉食者，必不得害物命，但以钱买，犹愈于杀，第一戒慎勿杀。若得肉，必须新鲜，似有气息，则不宜食，烂脏损气，切须慎之戒之。料理法在《食经》中。

注

①斋：将药物的嫩苗做成酱菜吃。

②土苏：土产的紫苏。

③闷愦：烦闷昏乱。

④起面：发面饼。

⑤菉豆：即绿豆。

食后将息法

平旦点心饭讫，即自以热手摩①腹，出门庭行五六十步，消息②之。中食后，还以热手摩腹，行一二百步，缓缓行，勿令气急，行讫还床偃卧，四展手足，勿睡，顷之气定，便起正坐，吃五六颗煎枣，啜半升以下人参、茯苓、甘草等饮，觉似少热，即吃麦门冬、竹叶、茅根等饮，量性将理。食饱不得急行，及饥不得大语远唤人，嗔喜卧睡觉，食散后，随其事业③，不得劳心劳力。觉肚空，即须索食④，不得忍饥。必不得食生硬黏滑等物，多致霍乱。秋冬间暖裹腹，腹中微似不安，即服厚朴生姜等饮，如此将息，必无横疾⑤。

①摩：按摩。

②消息：此处指一步一停地从容散步，以促进水谷的运化。

③随其事业：所从事的工作。

④索食：索取食物进食。

⑤横疾：不测之疾。

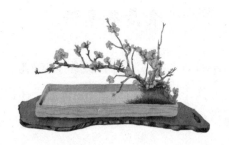

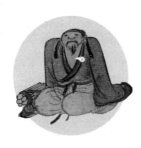

养性第五

退居

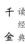

鸡鸣时起，就卧中导引①。导引讫，栉漱②即巾③，巾后正坐，量时候寒温，吃点心饭若粥等。若服药者，先饭食，服吃药酒，消息讫，入静，烧香静念，不服气者亦可念诵，洗雪心源，息其烦虑，良久事讫，即出徐徐步庭院间散气，地湿即勿行，但屋下东西步令气散。家事付与儿子，不得关心所营。退居去家百里五十里，但时知平安而已。应缘居所要，并令子弟支料顿送，勿令数数往来愦闹④也。一物不得，在意营之，平居不得嗔⑤，不得大语、大叫、大用力，饮酒至醉，并为大忌。四时气候和畅之日，量其时节寒温，出门行三里二里及三百二百步为佳，量力行，但勿令气乏气喘而已。亲故邻里来相访问，携手出游百步，或坐，量力。宜谈笑简约其趣[6]，才得欢适，不可过度耳。人性非合道者，焉能无闷[7]？闷则何以遣之？还须蓄数百卷书。《易》《老》《庄子》等，闷来阅之，殊胜闷坐。衣服但粗缦[8]，可御寒暑而已，第一勤洗浣，以香沾之。身数沐浴，务令洁净，则神安道胜也，浴法具《养生经》中。所将左右供使之人，或得清净弟子，精选小心少过谦谨者，自然事闲，无物相恼，令人气和心平也。凡人不能绝嗔，得无理之人，易生嗔喜，妨人道性。

①导引：古代的一种养生术。

②栉漱：梳洗。

③巾：头巾。

④愦闹：嘈杂而致心乱不安。

⑤嗔：音 chēn，生气，发怒。

⑥简约其趣：减少约束其兴趣嗜好。

⑦闷：闲闷。

⑧粗缦：没有花纹的丝织品。

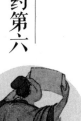

种造药第六

退居

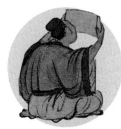

千金翼方

读经典 学养生

QIAN
JIN
YI
FANG

退居

种造药第六

种枸杞法

拣好地熟斸[1]，加粪讫，然后逐长开垄，深七八寸，令宽，乃取枸杞连茎剉，长四寸许，以草为索慢束，束如羹碗许大，于垄中立种之，每束相去一尺。下束讫，别调烂牛粪稀如面糊，灌束子上令满，减则更灌，然后以肥土拥之满讫，土上更加熟牛粪，然后灌水，不久即生。乃如翦韭法，从一头起首割之，得半亩。料理如法，可供数人。其割时与地面平，高留则无叶，深

千金翼方

读经典 学养生

QIAN
JIN
YI
FANG

退居

种造药第六

斸即伤根。割仍避热及雨中，但早朝为佳。

注

①斸：音 zhú，挖地。

又法：但作束子，作坑方一尺，深于束子三寸，即下束子讫，着好粪满坑填之，以水浇粪下，即更着粪填，以不减为度。令粪上束子一二寸即得，生后极肥，数锄拥①，每月加一粪尤佳。

又法：但畦中种子如种菜法，上粪下水。当年虽瘦，二年以后悉肥。勿令长苗，即不堪食。如食不尽，即斸作干菜，以备冬中常使。如此从春及秋，其苗不绝，取甘州者为真，叶厚大者是。有刺叶小者是白棘，不堪服食，慎之。

又法：枸杞子于水盆接②令散，讫，曝干，斸地作畦，畦中去却五寸土作垄，缚草作淳，以臂长短，即以泥涂淳上令遍，以安垄中。即以子布泥上，一面令稀稠得所，以细土盖上令遍，又以烂牛粪盖子上令遍，又布土一重，令

120

与畦平。待苗出时时浇溉，及堪采，即如剪韭法，更不要煮炼，每种用二月。初一年但五度剪，不可过此也。凡枸杞生西南郡谷中及甘州者，其子味过于蒲桃③。今兰州西去，邺城④、灵州⑤、九原⑥并多，根茎尤大。

注

①锄拥：瓮锄头松土，锄草。
②挼：音ruó，揉搓。
③蒲桃：葡萄。
④邺城：古代地名，今在河北临章北。
⑤灵州：州名，今在宁夏中卫、中宁以北地区。
⑥九原：郡名，今在内蒙古包头市西。

种百合法

上好肥地加粪熟斸讫，春中取根大者擘取瓣，于畦中种如蒜法，五寸一瓣种之，直作行，又加粪灌水。苗出，即锄四边，绝令无草。春后看稀稠得所，稠处更别移亦得，畦中干即灌水。三年后甚大如芋①然，取食之。又取子种亦得，或一年以后二年以来始生，甚迟，不如种瓣。

千金翼方

读经典 学养生

QIAN
JIN
YI
FANG

退居

种造药第六

注

①芋：为天南星科多年生草本植物。

种牛膝法

秋间收子，至春种如种菜法。上加粪水溉，苗出堪采，即如剪菜法，常须多留子，秋中种亦好。其收根者，另留子，取三亩肥地熟耕，更以长锹深掘，取其土虚长也。土平讫，然后下子。荒即耘草，旱则溉。至秋子成，高刈①取茎，收其子。九月末间还用长锹深掘取根，如法料理。

注

①刈：音 yì，割草。

种合欢法（萱草也）

移根畦中稀种，一年自稠①，春剪苗，食如枸杞，夏秋不堪食。

①自稠：自行生长稠密。

种车前子法

收子，春中取土地，加粪熟厮水溉，剪取如上法。此物宿根①，但耘灌而已，可数岁也。

①宿根：此处指多年生草本植物。

种黄精法

择取叶参差①者是真，取根擘破，稀种，一年以后极稠，种子亦得。其苗甚香美，堪吃。

①参差：音 cēn cī，长短不齐。

种牛蒡法

取子畦中种，种时乘雨即生，若有水，不要候雨也。地须加粪灼然①肥者，旱即浇水，剪如上法。菜中之尤吉，但多种，食苗及根并益人。

①灼然：此处指土壤的肥沃程度。

种商陆法

又取根紫色者、白色者良，赤及黄色者有毒。根擘破，畦中作行种，种子亦得。根苗并堪食，色紫者味尤佳，更胜白者。净洗熟蒸，不用灰汁煮炼，并无毒，尤下诸药。服丹砂、乳石等人不宜服。

种五加法

取根深掘肥地二尺，埋一根令没旧痕，甚易活。苗生，从一头剪取，每剪讫锄土拥之。

种甘菊法

移根最佳，若少时折取苗，乘雨中湿种便活，一年之后子落遍地，长服者及冬中收子，剪如韭法。

种苜蓿法

老圃多解[1]，但肥地令熟，作垄种之，极益人。还须从一头剪，每一剪加粪锄土拥之。

①解：松散。

种莲子法

又八月、九月取坚黑子，瓦上磨尖头，直令皮薄，取墐土①作熟泥封，如三指大，长二寸，使蒂头兼重，令磨须尖。泥欲干时，掷置池中，重头向下，自能周正。薄皮上易生，数日即出。不磨者卒不可生。

①墐土：墐，音 qín，即黏土。

种藕法

春初掘取根三节无损处，种入深泥，令到硬土，当年有花。

种青蘘法（即胡麻苗也）

取八棱者，畦中如菜法种之，苗生采食。

秋间依此法种之，甚滑美。

种地黄法

十二月耕地，至正月可止三四遍，细耙①讫，然后作沟，沟阔一尺，两沟作一畦，畦阔四尺，其畦微高而平，硬甚不受雨水。苗未生间得水即烂。畦中又拨作沟，沟深三寸。取地黄切，长二寸，种于沟中，讫，即以熟土盖之，其土可厚三寸以上，每种一亩用根五十斤，盖土讫，即取经冬烂穰草覆之。候稍芽出，以火烧其草，令烧去其苗，再生者叶肥茂，根叶益壮。自春至秋凡五六遍耘，不得用锄。八月堪采根，至冬尤佳。至时不采，其根大盛，春二月当宜出之。若秋采讫，至春不须更种，其种生者犹得三四年，但采讫耙之，明年耧耘②而已。参验古法，此为最良。按《本草》二月、八月采，殊未穷物性也。八月残叶犹在，叶中精力未尽归根，二月新叶已生，根中精气已滋于叶，不如正月、九月采殊妙，又与蒸曝相宜。古人云：二月、

127

千金翼方

读经典 学养生

QIAN
JIN
YI
FANG

退居

种造药第六

八月非为种者，将谓野生，当须见苗耳。若食其叶，但露散后摘取旁叶，勿损中心正叶，甚益人，胜诸菜。

①耙：一种有齿和长柄的农具。
②耨耘：除草耕耘。

造牛膝法

八月中长锹①掘取根，水中浸一宿，密置筛中，手挼②去上皮齐头，曝令稍干，屈令直即作束。子又曝令极干，此看端正。若自用者不须去皮，但洗令净便曝，殊有气力。

①长锹：一种开沟掘土、铲取什物的工具。
②挼：揉搓。

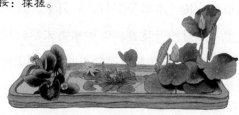

造干黄精法

九月末掘取根，拣取肥大者，去目，熟蒸曝干，又蒸曝干，食之如蜜，可停。

造生干地黄法

地黄一百斤，拣择肥好者六十斤，有须者去之，然后净洗漉干，曝三数日令微皱，乃取拣退四十斤者，净洗漉干，于柏木臼[①]中熟捣，绞取汁。汁如尽，以酒投之，更捣绞，即引得余汁尽，用拌前六十斤干者，于日中曝干。如天阴即于通风处薄摊之。夜亦如此，以干为限，此法比市中者气力数倍。顿取汁恐损，随日捣绞，用令当日尽佳。

注

①臼：舂米的器具，用石头或木头制成，中间凹下。

造熟干地黄法

斤数拣择一准生法，浸讫，候好晴日便早蒸之，即曝于日中，夜置汁中，以物盖之，明朝又蒸。古法九遍，今但看汁尽色黑熟，蒸三五遍亦得，每造皆须春秋二时，正月、九月缘冷寒气方可宿浸，二月、八月拌而蒸之，不可宿浸也。地黄汁经宿恐醋，不如日日捣取汁用。凡曝药皆须以床架，上置薄簟①等以通风气，不然日气微弱，则地气止津也。于漆盘中曝最好，簟多汗又损汁。

①簟：音 diàn，薄竹席。

藕粉法

取粗藕不限多少，灼然净洗，截断浸三宿，数换水，看灼然净讫，漉出，碓中碎捣，绞取汁重捣，绞取浓汁尽为限。即以密布滤粗恶物，澄去清水。如稠难澄，以水搅之，然后澄，看水清即泻去，一如造米粉法。

鸡头粉①

取新熟者去皮，熟捣实，如上法。

①鸡头粉：即芡实粉。

菱角粉

去皮，如上法。

葛根粉

去皮，如上法，开胃口止烦热也。

千金翼方

读经典 学养生

QIAN
JIN
YI
FANG

退居

种造药第六

蓣藇粉

捣去上皮，簸取实，如上法。此粉去风轻身。

注

①簸：扬去谷米中的糠秕、尘土等杂物。

茯苓粉

锉如弹子，以水浸去赤汁，如上法。

栝楼根粉

去皮如上法。

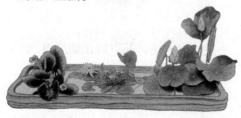

种树法

须望前^①种，十五日后种，少实。

①望前：每月十五日之前。

种杏法

杏熟时并肉核埋粪中。凡薄地不生，生且不茂。至春生后即移实地栽之，不移即实小味苦。树下一岁不须耕，耕之即肥而无实也。

种竹法

欲移竹，先掘坑令宽，下水调细土，作泥如稀煎饼泥，即掘竹须，四面凿断，大作土科连根，以绳周下抨舁^①之，勿令动着竹，动则损根，多不活。掘讫，舁入坑泥中，令泥周匝

千金翼方

读经典　学养生

QIAN
JIN
YI
FANG

退居

种造药第六

总满。如泥少更添土着水，以物匀搅令实。其竹根入坑，不得埋过本根。若竹稍长者，以木深埋入土架缚之，恐风摇动即死。种树亦如此。竹无时，树须十二月以后三月以前，宜去根尺五寸留栽，来年便生笋。泥坑种，动摇必不活。

①抨舁：音 bēng yú，使抬起。

种栀子法

腊月折取枝长一尺五寸以来，先凿坑一尺，阔五寸，取枝屈下拗处如毬①，杖却向上，令有叶处坑向上，坑口出五寸，一边约着土实讫，即下肥土实筑，灼然②坚讫，自然必活。二年间即有子。

注

①毬：同"球"，古代的游戏用品。
②灼然：明显。

作篱法

于地四畔掘坑，深二尺、阔二尺，坑中熟斸酸枣，熟时多收取子，坑中概种之，生后护惜勿令损。一年后高三尺，间去恶者，一尺以下留一茎稀稠，行伍端直。来春剥去横枝，留距，不留距恐疮大，至冬冻损。剥讫，编作笆篱，随宜夹缚，务令缓舒。明年更编，高七尺便定。种榆、柳并同法，木槿、木芙蓉更堪看。

种枳法

秋收取枳实，破作四片，于阴地熟斸加粪，即稠种之。至春生，隔一冬高一尺，然后移栽，每一尺种一栽，至高五尺，以物编之，甚可观也。

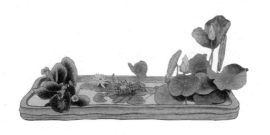

千金翼方

读经典 学养生

QIAN
JIN
YI
FANG

退居

杂忌第七

退居

杂忌第七

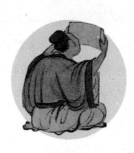

屋宇宅院成后，不因崩损辄有修造，及妄动土，二尺以下即有土气，慎之为佳。初造屋成，恐有土木气，待泥干后，于庭中醮祭①讫，然后择良日入居。居后明日，烧香结界②发愿，愿心不退转早悟道，法成功德，药无败坏。结界如后：平旦以清水漱口，从东南方左转诵言紧沙迦罗，又到西南角言你自受殃，又从东南角言紧沙迦罗，又到西南角言你自受殃。一一如是，满七遍，盗贼皆便息心，不能为害矣。或入山野，亦宜作此法。或在道路逢小贼作障难，

千金翼方

读经典 学养生

QIAN
JIN
YI
FANG

退居

杂忌第七

即定心作降伏之意，咒言紧沙迦罗、紧沙迦罗，一气尽为度，亦自坏散也。此法秘妙，是释门深秘，可以救护众生，大慈悲。故不用令孝子弋猎鱼捕之人入宅，不用辄大叫唤。每栽树木，量其便利，不须等闲漫种，无益柴炭等并年支。不用每日令人出入门巷，惟务寂然。论曰：看此论，岂惟极助生灵③？亦足以诫于贪荣之士，无败祸之衅④。庶忠义烈士味之而知止足矣。

①醮祭：设坛祈祷，祭奠。

②结界：佛教的一种仪式。

③生灵：生命。

④衅：罪过。

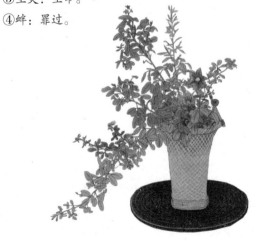

校正千金翼方后序

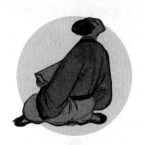

　　夫疾病之至急者^①有三：一曰伤寒^②，二曰中风^③，三曰疮痈。是三种者，疗之不早，或治不对病，皆死不旋踵^④。孙氏撰《千金方》，其中风疮痈可谓精至，而伤寒一门，皆以汤散膏丸类聚成篇，疑未得其详矣。

注

①急者：指急性疾病。

②伤寒：中医病证名，此为广义伤寒，指风寒侵入人体而引起的疾病。

③中风：中医病证名，此为外风，因感受外邪（风邪）

所致。

④死不旋踵：指极短时间内即死去。

又著《千金翼》三十卷，辨论方法，见于《千金》者十五六。惟伤寒谓大医汤药虽行百无一效，乃专取仲景之论，以太阳①方证比类相附，三阴三阳宜忌霍乱②发汗吐下后阴易劳复③病为十六篇，分上下两卷，亦一时之新意。此于《千金》为辅翼之深者也，从而著之。

①太阳：中医学术语，六经之一，即足太阳膀胱经，通常外感邪气易侵犯太阳经。

②霍乱：中医学病名，一种从发热、上吐下泻等为主要表现症状的疾病。

③劳复：指劳动过度后疾病复发。

论曰：伤寒热病，自古有之，名贤睿哲①，多所防御。至于仲景，特有神功，寻思旨趣，莫测其致。有以见孙氏尊而神之之心也。是二书者，表里相明，至纤至悉，无不赅备。世又传《千金髓》者，观其文意，殊非孙氏所作，乃好事者为之耳。

注

①睿哲：圣明的君主。

　　王焘集《外台秘要方》，各载所出，亦未之见。似出于唐之末代，博雅者勿谓其一家书也。至于合药生熟之宜，炮炙之制，分两升斗之剂，并载《千金》凡例中，此不着云尔。

　　　　　　　　大德丁未良月梅溪书院刻梓

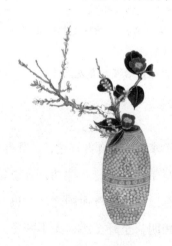

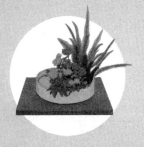

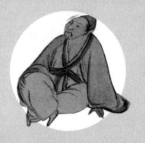

千金翼方